少 年 儿 童 必 读 丛 书

（第二辑）

大脑越用越聪明

东方　主编

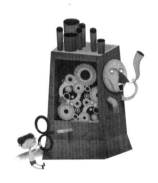

U0344157

山东教育出版社

图书在版编目（CIP）数据

大脑越用越聪明 / 东方主编 . —济南：山东教育
出版社，2015
（少年儿童必读丛书 . 第二辑）
ISBN 978-7-5328-9193-1

Ⅰ . ①大… Ⅱ . ①东… Ⅲ . ①大脑 – 少儿读物
Ⅳ . ① R338.2–49

中国版本图书馆 CIP 数据核字（2015）第 265605 号

少年儿童必读丛书（第二辑）

大脑越用越聪明

东　方　主编

主　管：山东出版传媒股份有限公司
出版者：山东教育出版社
　　　　（济南市纬一路321号　邮编：250001）
电　话：（0531）82092664　传真：（0531）82092625
网　址：www.sjs.com.cn
发行者：山东教育出版社
印　刷：济南继东彩艺印刷有限公司
版　次：2017年2月第1版第1次印刷
规　格：710mm×1000mm　16开本
印　张：13印张
字　数：163千字
印　数：1—5000
书　号：ISBN 978-7-5328-9193-1
定　价：26.00元

（如印装质量有问题，请与印刷厂联系调换）
印厂电话：0531-87160055

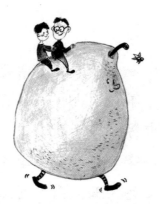
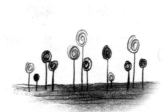

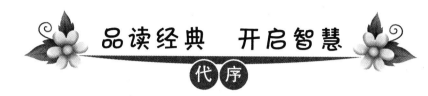

品读经典　开启智慧

代序

阅读是一种幸福的体验,是读者与作者心灵的对话。

千百年来,古今中外的大家写出了很多脍炙人口的经典作品,这是人类智慧的结晶,其高超的语言艺术和深刻的思想内涵,给人以美的享受和智慧的启迪。其中蕴涵的永生的活力和不朽的精神,早已超越了国界的限制和时空的阻隔。

经典是唤醒人性的著作,可以开启人们的智慧。

经典能深入到人心灵的最深处,能培养人优雅的性情和敦厚的性格。

让孩子结缘经典,能够为他们打好人生的底色。

让孩子爱上经典,能够增加他们的生活情趣,使人生丰富多彩。

让孩子品读经典,能够开阔视野,增长智慧,陶冶情操,使他们受益一生。

教育部颁布的《语文课程标准》对中小学生课外阅读量作了明确的规定:小学生不少于145万字,初中生不少于260万字。古今中外的文学作品浩如烟海,这400多万字,应该读什么? 面对茫茫书海,家长、教师、学生往往感到无所适从。我们从浩如烟海的古今中外作品中披沙拣金,精选出适合少年儿童阅读的经典内容,编成了这套《少年儿童必读丛书》奉献给广大少年儿童和他们的家长。可以说,这套丛书是精品中的精品、经典中的经典。

《少年儿童必读丛书》为少年儿童提供了课外阅读的必读内容，可为完成国家对中小学生的课外阅读要求提供质和量的支持。为了使这些经典作品，特别是中国古代和外国作品更适合当今中国少年儿童的阅读习惯和阅读口味，我们对有些作品进行了改编、改写或注解。使其既不失去原著的历史价值和审美诉求，又适合当前的阅读习惯和文化认同，努力做到雅俗共赏，集可读性、经典性于一体。可以说，这套丛书既适应了国家《语文课程标准》的要求，又是为广大少年儿童定做的文化盛宴。

《少年儿童必读丛书》所收录的既有少儿文学历史方面的内容，又有科学文化等方面的内容，能满足少年儿童多方面的阅读需求，提高他们的综合素质。这套丛书分为两辑，第一辑为"故事系列"，包括《中国成语故事》、《中国寓言故事》、《中国民间故事》、《中国神话故事》、《外国童话故事》、《外国寓言故事》、《外国民间故事》、《中外智慧故事》、《中外趣味故事》、《中外哲理故事》、《中外发明故事》、《中外科幻故事》、《阿凡提的故事》等。第二辑为文学、历史、地理和科普百科等方面的内容，包括《诗经最美诗篇赏析》、《千年唯美名句赏析》、《打开心灵的密码》、《中国历史简单学》、《中国地理简单学》、《大脑越用越聪明》、《什么怎么为什么》、《神秘莫测大自然》等。阅读优秀的文学作品，能教会孩子用心去拥抱生活，用爱去点燃希望，使孩子学会思考，从而充实孩子的心灵；学习科学文化知识，既可增长见识、开阔视野、活跃思维，又能陶冶美的情操和心灵，让孩子从小养成"学科学、爱科学、讲科学、用科学"的风尚。

外国童话故事、外国民间故事、外国寓言故事主要收录了被称为"世界三大儿童文学经典"的《格林童话》、《安徒生童话》与《一千零一夜》，和被誉为世界四大寓言家的伊索、拉封丹、莱辛、克雷洛夫的经典寓言故事。这些故事闪耀着智慧的光芒，迸发出机智的火花，蕴涵着深刻的寓意。它不仅是向少年儿童灌输真善美的启蒙教材，而且是一本生活的教科书，读后，宛如一股清泉悄然渗入读者心田。

中国的成语故事、寓言故事、民间故事、神话故事等是中国传统文化和民族智慧的一个重要组成部分。成语是中华民族语言智慧的结晶，它言简意赅，内涵深远，有言有尽而意无穷之奇趣。每一个成语背后都有一个精彩生动的故事，体现了古代人民的生活、精神和智慧。通过这些故事我们能更好地理解成语的寓意和来历，从而在学习和生活中得心应手，运用自如。故事包含了丰富的历史知识、深厚的民族情感，作为中华文化不可或缺的一部分，它有着永恒的艺术魅力，也包含了丰富的想象力。

故事在人类历史的文化长河中，一直占有举足轻重的位置。故事是世界上最让孩子喜爱乃至着迷的事物。让孩子品读故事，可以帮助他们开启文学性灵。世界上没有不爱读故事的孩子，故事是孩子们认知世界的一扇窗口，是开启智慧之门的一把钥匙。优秀的故事，教会了我们用心去拥抱生活，用爱去点燃希望；优秀的故事，能够使孩子学会思考，从而充实孩子的心灵。精彩的故事丰富着生活的色彩，润泽着孩子的生命。通过读故事，孩子可以学会思考，学会做人，学会爱……伴着故事成长的童年，是幸福的童年。

爱孩子，就送给他（她）这套《少年儿童必读丛书》吧！

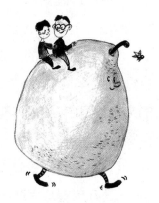
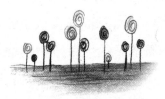

内容提要

　　《大脑越用越聪明》精选了几十位我国科普大家和著名科学家的四十余篇经典科普作品。 这些作品回答了少年儿童感兴趣的关于人体、生活和大自然的一些疑问。如：怎样才能变得更聪明？什么样的孩子才算神童？遗传是怎么回事？人为什么会生病？细菌是否都是"坏蛋"？花儿为什么这样红？雨水是哪儿来的？龙卷风是怎么形成的？月到中秋分外明吗？等等……

　　少年儿童阅读这些经典的科普作品，既可以增长知识、开阔视野、活跃思想，又能陶冶美的情操和心灵，还能提高科学文化素质。本书旨在向少年儿童普及科学知识的同时，宣传科学思想，传播科学方法，弘扬科学精神；既能培养少年儿童学习科学的兴趣，又能在少年儿童中逐步形成"学科学、爱科学、讲科学、用科学"的新风尚。

　　本书有的作品是20世纪中叶创作的，为了适应当代少年儿童阅读，收录本书时进行了改写；有的作品的科学数据根据最新的科学研究成果做了修正。为了保持作品原貌，本书保留了原作的插图；原作中的"里、公里、斤、公斤、公尺"等计量单位也予以保留。本书中的数字用法，在既尊重原作又考虑到现行国家标准基础上，尽量在篇内做到相对统一。

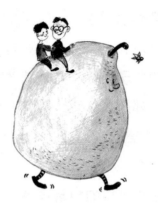
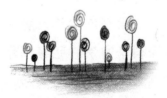

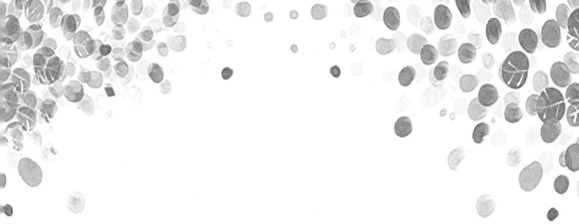

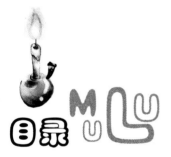

大脑越用越聪明

  人类对大脑的认识比较晚,过去也有一些错误认识。在我幼年时期,老人们就常说:"孩子上学可别太早了。""念书太多会伤脑子的。"但也有一些人对大脑的生理活动不了解,不会科学运用,以致错误地认为脑子不好就是脑子笨等,以至于出现记忆不好、头痛、头晕、失眠多梦等神经衰弱症状。

  人的大脑神经细胞是身体内最精密、最高级的高度分化的细胞,平均有120亿~140亿个,每人都差不多;同时从大脑细胞周边产生"突触","突触"像细胞的分枝一样和另外的大脑细胞相互连接,互通信息。随着年龄的增长,大脑细胞的"突触"也在增多,同各个脑细胞的联系也随之增多,好像电话线网似的,网络越多,效益越好,大脑的记忆、分析、综合、思维、运用等功能就越好;学习越多,脑力越好;发育越好,分析力越强。因而脑子是越用越聪明的。

  国内外生理学家指出,大脑训练越少,脑功能越差,脑子越不灵活,记忆越差,人的衰老越快。智力开发越早,持续应用时间越长,大脑细胞衰老越慢。一般来说,智力随年龄增长而增长,但智力发育的速度是与年龄成反比的,年龄越大,增长速度越慢,一般到30岁达到高峰。研究证明:5岁以前智力发展最快,约占人的智力发展的50%;人的智力3/4是在小学三四年级就具备的。因此要抓紧在青少年智力发育最快时期进行多种智能培养教育。

  人的大脑分左右两半球。左右脑既独立又统一,相互联系,相互

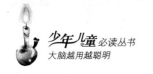

促进。左半球偏重于言语、概念、数学、分析和逻辑推理等功能；右半球偏重于音乐、绘画、空间几何、想象和综合等功能。大脑两个半球只有均衡利用，才能相得益彰，使大脑智力得以充分发挥。

大脑生理活动的特点是"兴奋"和"抑制"互相交替。要保证大脑正常运转，必须科学地维护，要有劳有逸，即让大脑兴奋一阵，随之也要抑制一阵，不能老让大脑持续兴奋着。过度兴奋必然疲劳，日子久了，就会影响大脑的正常功能。应根据年龄不同适当安排学习工作和劳动休息时间，使之与大脑的生理活动同步，即兴奋与抑制交替，使大脑生理活动正常，以充分发挥大脑的聪明才智。

（吴宗璘）

大脑——人体的"司令部"

　　大脑为什么会有无穷无尽的智慧呢？这是当今世界最难解的一个谜。

　　人们的每一个思想和动作，都是由大脑支配的，因此，大脑也被称为人体"司令部"。大脑是人体中十分复杂的器官，负责联络和指挥身体的各种活动。脑由神经元或神经细胞的活体单位组成，神经元沿着脊髓将数以百万计的信息输送到脑。当这些信息或神经信号传到脑，脑将它们加以整理，又沿着神经向身体其他部分发出指示。神经好像电线一样，是由神经细胞束组成的。感觉神经将眼睛、耳朵和皮肤得到的信号送到脑，运动神经通过脑将信号发往肌肉，告诉它们什么时候挪动身体。

　　人脑的容量为1300~1400毫升，平均重量约为1540克，为大猩猩的2~4倍。大脑由140亿个神经细胞构成，这个数字等于银河系里全部星球的总和。每个神经元都向周围发出神经纤维与其他神经元、肌肉细胞、腺体等效应器发生错综复杂的联系，形成极其复杂的信息网络。外界传入的声、光、冷、热等无数的信息，就在这里进行加工、分析、储存，最后做出判断和反映，有的反映是在一刹那之间完成的。

　　大脑的结构是相当精密的。大脑中的140亿个神经元，以最复杂的连接方式集中在大脑这么一块小小的地方，这是目前最先进的电脑、人工智能机、机器人所望尘莫及的。

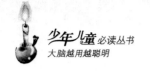

人脑的记忆力惊人。有人能将圆周率背诵到小数点以下两万位。有人可知道历史上任何一天是星期几。其实，人的记忆潜力还远没有挖掘出来。人脑可储存4600万比特信息。这个数目相当于全世界图书馆藏书（7.7亿册）的知识总和，比目前世界上所有电子计算机的信息量还要大。

大脑是一个最娇嫩、最易疲劳的组织。脑组织需要有足够的氧气和养分。它所需要的血量，占全身的15%～20%，耗氧量占全身的25%，每小时要消耗4～8克葡萄糖。因脑组织没有养分和葡萄糖的储备，全靠血液的输送，因此，脑血管特别多，若把它们首尾连接起来，可长达60千米。用脑时间过长，如果已经感到疲劳了还不休息，有可能引起神经的兴奋和抑制过程紊乱，严重时会感到头晕脑涨，导致神经衰弱等病症发生。因此，一定要学会科学用脑。

是不是"脑壳"越大的人越聪明呢？许多伟人的大脑是不是比平常人发达呢？

成年人的脑平均重约1540克。俄国伟大的文学家屠格涅夫的脑重2010克；英国浪漫主义诗人拜伦的脑重1800克；还有些伟人的脑也超过了平均值。但是，也有不少相反的例子。

爱因斯坦——这位被誉为"人类历史上的科学巨人"的大科学家，其脑重为1230克。

列宁——这位伟大的革命导师具有超人的判断能力、极强的记忆能力和奇妙的联想能力，其脑重只有1340克。

法郎士——这位大文学家的脑，更小得使人难以置信，仅有1017克。他的聪明才智和脑重2010克的屠格涅夫相比，却难以分出高低。

如此看来，人脑的重量虽然有所不同，但基本结构和功能是相同的。那么，是什么原因使这些伟人的大脑产生了天才的智慧呢？是他们的神经元传递冲动的能力强，是脑沟回丰富，还是别的原因？显然，这是一个需要进一步探讨的课题。不过，有一点是可以肯定的，那就是人的心理和生理特征，不仅仅取决于生物特征，还取决于后天的生活环境及所受到的教育；先天的特征能否得到充分的发展，抑或受到某些条件的限制。也就是说，伟人做出伟大的事业，不仅仅取决于本身有一个正常的大脑，还取决于生活条件好坏、所受教育多少以及主观努力情况。当然，还应有个积极对待人生的态度。

（李然）

神童的故事

1909～1910年间，美国哈佛大学招收了5名神童，都在11～15岁之间。15岁的诺伯特·维纳(1894～1965)，当时已不止是大学生，而是一年级的研究生了。后来，他成为控制论的奠基人，进入20世纪最卓越的数学家行列，赢得了世界声誉。

其余四人又如何呢？

11岁的西迪斯，身上脏兮兮的，一副淘气相，却能在哈佛数学俱乐部里，当着著名教授的面，作关于四维空间几何正方形的学术报告。看来，他的发展前途难以估量。然而，结果极其不妙。离开大学后，他来到一所学院，工作中缺乏应有的技巧，不久又受到意外的挫折，从此一蹶不振。原先的优势荡然无存，加上家庭教育很不好，于是他对家庭不满，对科学厌烦，对重要工作不愿负责，逐渐地变成一个只图糊口过日子的人。最终，西迪斯在孤独和潦倒中郁郁而死。此后，他的名字不时见诸报端，作为失败的例子而备受嘲笑和奚落。

另外3位，一个不幸早死，一人成了音乐家，另一人步入政界，都没有重大建树。

当然，神童确实是有的。有些人否定天赋，这不符合事实。世界上没有完全相同的事物，同一批产品的质量也有高下之分，为什么最高级的物质——人的大脑，却偏偏会是一样的呢？因此，有些人早熟，有些人晚成，从大范围看，乃是必然的现象，不必大惊小怪。

智力过早发展，正如躯体过早发育一样，在一定意义上说，是一种"畸形"的表现。它很可能是好事,也可能变成坏事。身长不能无限增高,一个人的智力与此相仿。智力早熟,相当于把成长期向前平移,他所能达到的高度,比一般人未必能高出多少。对待神童,关键在于家庭与社会如何正确培养。诺伯特·维纳深有感触地说:"塑造一个刚露锋芒的有才智的人的形象,是既能使之生,又能使之死的。"人们不会忘记王安石笔下的神童方仲永,由于父亲贪财而终于"泯然众人矣",以至千年以后,还令人惋惜。今天大概不会再有这样的家长了,采用不正确的培养方法却是大有人在的。过分加重孩子的学习负担,想方设法让孩子多次跳级,匆匆忙忙结束孩子的学生时代,这样的做法对吗?每个人都需要幸福的童年。对于儿童来说,整个世界都是新奇的,在这段时间所获得的关于自然和社会的感性知识是终生难忘的。再好的种子,也需要足够的时间来吸取阳光、水分和营养。把孩子过早地送入成年人社会,等于剥夺了他大部分的童年,使他不得不过早地承受成年人才能承受的智力和体力负荷。准备的不足,必然增加其未来人生之路的困难。

失败的神童固然不少,成功的例子则更多些。莫扎特10岁写歌剧《简单的伪装》;贝多芬13岁作曲;雨果15岁写悲剧《厄拉曼》;我国的王勃、李贺、夏完淳,更是名扬千载的神童。

正确的做法应该是:耐心说服孩子学好功课,打下扎实的基础;逐步培养兴趣,启发对大自然的好奇心;把天赋引导到某一方面;提供足够的书刊和实验器材;在适当指导下,让他们的智慧自由驰骋;既不要填鸭,也不要拔苗助长,更不要过多的"三级跳"。这样,才能有助于神童的健康成长。

神童很可能成为优秀人才,但优秀人才未必都是神童。有些盖世奇才,幼年的学习成绩并不理想。大名鼎鼎的牛顿,出生时是一个先天不足、面色苍白的小不点儿;爱因斯坦3岁时还不会说话;在父亲

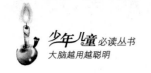

眼中，达尔文是一个十足的顽童，校长认为他无可救药；拿破仑小时并不聪明，在巴黎军事学校毕业时落到第42名；法国文豪司可特小学成绩倒数第一。这一切都没有妨碍他们成为巨人。原因何在呢？

　　每个人的天赋都不是全面的。舞蹈演员未必擅长物理；语言大师可能不懂数学；在甲方面表现笨拙的，在乙方面却可以是天才。智力好像埋在地里的种子，需要一段潜伏期，时间长短因人而异。某人在智力潜伏期间智力迟钝，但并不意味终生愚笨，一旦酝酿成熟，智力的"种子"破土而出，在辛勤劳动的灌溉下，就可能迅速地健康成长。因此，成熟较晚的人也可以达到比神童更高的高度。这就是中国古语说的"大器晚成"。

（王梓坤）

大脑的生长、衰老与死亡

我是从事大脑研究工作的，主要兴趣在于研究中枢神经系统的结构和功能，最终目的是了解关于大脑生、老、病、死的过程，从而找出改变这个过程的可能性和如何控制这个过程。

先谈"生"。人一生下来，脑是否人人都一样？有什么因素会影响它的正常发育？应当采取什么措施，以保证每个孩子都有一个灵光的脑子？是大家关心的问题。

过去的教科书上总是说，人类脑细胞的数目，一生下来有多少就是多少，以后只能减少不会增多，近年来的研究证明并非如此。实际上，脑内神经细胞的数目出生后6个月内继续增加。细胞增殖有一个必要的条件，就是蛋白质和核酸的充分供应。因此，婴儿在产前或产后6个月内，如果营养不良，其脑细胞数目必然减少。怀孕期间，问题可能不大，因为胎儿会从母体中吸取必要的养分。这是在牺牲母体健康的情况下进行的。一旦离开母体，婴儿必须独立生存，其营养来源全部依赖于自己摄取的食物。如果食物中没有足够的蛋白质和核酸，脑细胞就不能继续增殖，这个孩子的大脑就可能没有足够数量的神经细胞，智力发展就要受到限制，甚至成为低能儿。

那么，6个月内幼儿的食物营养有哪些要求呢？除了要有足够的奶类外，还要有多种辅助食品。如刚生下来，就应有一定量的维生素A，尤其是维生素D（可从浓缩鱼肝油及晒太阳光中获得）；两个月后，要加维生素C（可从果子汁、菜水中获得）；4个月后，应加铁质

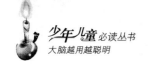

（可从蛋黄中获得）；五六个月，喂些稀粥、碎菜、碎肉之类食物。

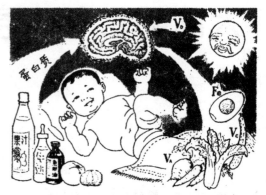

我国目前还有大量智力发育不全的儿童，城市、农村各处都有。这些患者智力低下，往往到十几岁还不能进行简单的加减乘除计算，甚至有不会数数的。产生所谓先天性痴呆的原因是复杂的，有遗传因素（有很多神经病是与生俱来的遗传性疾病），也有环境因素。现代实验证明：脑的基本功能组织和大脑细胞之间的连接关系，主要由遗传因素决定，但也具有高度可塑性，仍然可以被环境所改变。

人老了，大脑和身体其他器官一样，也呈现衰老现象，主要表现为反应迟钝、记忆力衰退。这些征象主要由于大脑细胞的老化造成。大量资料表明：大脑衰老是一个逐渐发展的缓慢过程。这个过程开始很早，到了60岁便急转直下。以大脑重量减少程度为例，70岁，其脑重只有壮年时脑重的95%；八十岁，减少到90%；九十岁，减少到80%。在老年期脑萎缩过程中，颅内死腔增加，硬脑膜变厚，透明度丧失，蛛网膜逐渐趋于纤维化和钙化，脑室扩大，脑脊液增多。在此期间，大脑萎缩、重量减少，不是由于脑细胞数量减少，主要是脑细胞树突形态的变化造成的。

神经化学研究表明：脑组织的水分、核糖核酸、蛋白质和脂肪含量及转换率，随着年龄增加而逐渐降低；脑细胞的内部结构也有明显的变化，其中一个重要事实就是脑细胞内的一种代谢产物（废物）褐色素（即脂褐质）的积累。初生婴儿的脑细胞几乎没有这种色素存在，60岁以上，神经细胞内脂褐质竟占据细胞内1/2以上的空间，严重影响细胞的正常功能。近年来的科学研究证明，这种褐色素的积累是可以通过食物的选择和某种药物作用加以控制的。这样，将来就有可能设法延缓脑细胞的衰老过程。

一个神经细胞到了衰老过程的终点，必然停止一切活动——死亡。在人类实际生活中，绝大多数脑细胞是死于非命的。死亡是心血管障碍而产生脑缺氧造成的，如脑出血、脑血栓、脑水肿、脑外伤、心肌梗塞、氰化物中毒、窒息、溺水、触电，或因麻醉事故引起的心脏骤停。

脑细胞对于缺氧十分敏感。一般认为，完全缺氧时间超过8分钟，脑功能就不可逆转地丧失了。即使重新给氧，也不能使神志恢复。这样的病人将长期处于昏迷状态，虽然仍然有呼吸心跳，但是没有知觉和自发运动，可谓"虽生犹死"。很多国家法律规定，心脏停止跳动，就可以宣告死亡。在很多情况下，这样的病人心脏还在跳动，大脑细胞完全地丧失功能，事实上已丧失作为一个"人"的作用，已经死亡了。现代医学认为，一个人是否可以宣告死亡，应以脑是否死亡作为标准。

动物实验证明，在一定情况下，脑细胞被完全剥夺氧供应半小

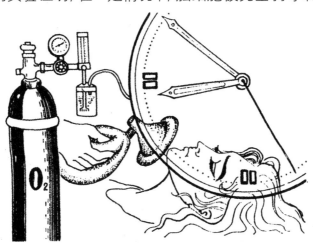

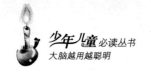

时后，如果重新给氧，仍能对刺激发生反应，那么，缺氧后脑功能恢复就是可能的了。这项揭示给千百万脑缺氧患者带来希望，但使这个问题最后解决，必须进一步开展脑研究工作。

（张香桐）

什么是遗传

遗传方面的问题，因为涉及面很广，所以我想在这里只谈谈"遗传"这个概念。在我自己的学习过程中，深深感到"遗传"这个概念并不是很容易捉摸的。现在就我个人的认识，拉杂谈谈这方面的知识。

像和不像

有人说遗传就是子女像双亲，子代像亲代。所谓"种瓜得瓜，种豆得豆"，就是遗传。这种说法虽然简单易懂，可是并不能很确切地说明科学上"遗传"这个概念。是不是"像"的就必然是遗传的，"不像"双亲就不是遗传呢？并不完全如此。比如说，如果双亲都患梅毒，子女一生下就带有梅毒(所谓"先天性梅毒")，这应该是子女"像"双亲了，可是没有一个科学家会把这种现象叫做"遗传"，却要说是"先天传染"。又如父亲的血型是A型，母亲是B型，生下的小孩却是O型，既不像父亲，又不像母亲——这是不是说血型是不遗传的呢？不，这无疑是遗传现象。父母都正常，生下小孩却是"羊白头"(毛发全白，白化病的俗称)，这也是遗传。

要有相当的遗传学知识，才能说明这些问题。在本文中只能对这个问题作部分的说明。

我们有的时候说，某一小孩的眼睛像父亲，下巴像母亲；或者

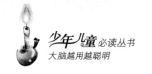

说，鼻子像父亲，嘴巴像母亲。这一类的说法的确反映了一部分科学
道理和客观情况。这种现象的确是遗传现象，在科学上叫做"亲代性
状在子代个体中重新组合"。这种性状的重新组合你可以叫它是"变
异"，但是也可以叫它是"遗传"。应该把这种"重组合"现象包括在遗
传概念之中。这是因为：第一，如果不把这种现象包括在遗传概念之
中的话，在人类中简直就谈不上任何"遗传"了。世界上没有两个人是
完全一模一样的。父亲和母亲一定不会在所有性状上都一模一样，
子女也绝不会一模一样，一定会总有各种"重组合"。第二，子女的
有些性状之所以像父亲，的确是因为这些性状是从父亲"传"下的；
有些性状之所以像母亲，也的确是因为这些性状是从母亲"传"下
的——不仅常识这样告诉我们，而且精密的科学分析也得出同样的
结论。

从上面所讲的"重组合"来看，好像仍旧是"像"的问题；不过不
是讲完全相像，而是讲个别性状相像。可是，"像"和"不像"其实是
相反相成的。没有"不像"就显不出"像"。父母头上都没有角，小孩
头上也没有角，这"像"是"像"了，但大家很少会想到说这是遗传现
象，并且我们一般根本注意不到这个现象，因为它太"当然"了。为什
么"当然"呢？因为世界上没有一个人头上生角，所有的人在这一点上
没有什么"不像"——因此也就显不出"像"。可是与牛羊比较起来，
我们就可以说：牛有角，人无角，这是由于人和牛的遗传本性不同(事
实上，有些牛的确是无角的。牛的有角无角的确是按照一定规律而遗
传的)。没有变异，就谈不上遗传。

而且既然说性状的重组合是遗传，那就意味着各种性状可以彼
此独立地遗传：父亲可以把鼻子的形状"传"给儿子，嘴巴的形状却

没有"传"给他。所以，在科学上研究遗传现象，可以而且应该从性状出发，以性状为单位，研究每个性状遗传规律。孟德尔在19世纪所做的豌豆遗传试验就是从这个观点出发，而发现了一些非常重要的遗传规律。

可是说双亲把性状传给子代，这种说法还是有毛病的。性状怎么传法呢？父亲可以把一只手表"传"给儿子，只要交交手就行；父亲可以把知识"传"给儿子，只要教教他就行（这些当然都不是生物学上的"遗传"）。可是，父亲的鼻子怎么传给儿子呢？

先天和后天

在科学上，"先天"的概念和"遗传"的概念不是完全相等的。前面讲的"先天性梅毒"，科学上就不包括在遗传概念之中。

"先天"的定义是"胎儿出母胎以前"。"先天"，严格讲来就是"胎前"；"后天"就是"胎后"。先天性梅毒之所以叫做"先天"，就是因为胎儿在出生前已经在母体内感染了梅毒病菌。如果在出生后才感染梅毒病菌，那就叫"后天"了。先天性梅毒和后天性梅毒的病源是一样的，都是由于梅毒病菌的感染，都不属于遗传。我们平常讲"先天不足"的"先天"也是这个意思：指胎儿在出生前，从母体所得的营养条件不足，而不牵涉到遗传问题。

可是，医学上所用的术语有时有些混乱。我们有时说"先天性白内障"，"先天性糖尿病"——这里所讲的"先天"却不是指"胎前"。"先天性白内障"并不是说胎儿在母体内，他的眼睛水晶体已经发生混浊，而是在小孩出生后十多岁上，甚至二三十岁时，才发生白内障。那么，这里的"先天"是什么意思呢？有的医师说这里的"先天"就意

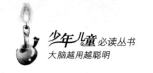
味着"遗传"——意味着"先天决定"的；胎儿在母体内虽然未曾发生白内障，但已得到一定的"内在因素"，决定着他将来十几岁时发生白内障。这种说法有点儿道理，但也有毛病。先天性白内障的确与遗传——所谓"内在因素"——有很大的关系。可是，在医学上讲"先天性白内障"是和"老年性白内障"相对而言的。你说先天性白内障是遗传的，那么，暗中就意味着老年性白内障是与遗传无关的——这就有毛病。遗传因素，在老年性白内障的发生中的作用可能不像在"先天性"白内障中这样大，但要说一点儿没有作用，那是不符合事实的。这两种白内障在医学上应该加以区别：因为它们发病年龄不同，发病的机制和过程也有些不同，因此预防和治疗也有些不同。但不能说一种是遗传的，另一种是不遗传的。这里"先天"两字意义很含糊，我个人意见最好改称"青年性"白内障。

上面这一段讨论说明什么问题呢？我想说明的是"胎前"的现象不一定都是遗传现象：梅毒胎前感染就不是遗传现象（当然，先天性梅毒可以传给后代，后天性梅毒也可以传给后代，但都是"传染"，不是"遗传"）；而"胎后"现象也不一定与遗传无关，可能与遗传有很大的关系，可能有较小的关系，有时也可能几乎没有什么关系。

后天的（胎后的）也可能是遗传的，这还可以举许多例子来说明。有人有络腮胡子，有人没有。这也与遗传有很大的关系。如果可以说父亲把鼻子形状传给儿子的话，那么，同样也可说父亲把络腮胡子传给了儿子。如果你把"先天"与"遗传"等同起来的话，络腮胡子也可说是"先天"的，可是当然不是"胎前"的。

"传下来"和"传下去"

　　既不能单纯从"像"和"不像"来说明遗传概念，又不能从先天和后天(胎前胎后)来说明遗传概念，那么，是不是可以根据某一性状在同一家庭和不同家庭间的表现情况来判断这一性状是不是遗传呢?例如说某一性状是某一家庭所特有的，虽然不是家庭中每个成员都有(因为即使同一家庭中也不会有两个人一模一样)，但只要家庭中有几个成员具备这一性状，那是不是可以说这一性状是遗传的呢?

　　从家庭看的确可以看出一些问题，有时可以使我们对遗传的概念更模糊，而在模糊之后又会更清楚。我举个例子。上海有个家庭，母亲今年60岁了，到最近才发生"青光眼"。从家庭来看，这极可能是遗传的。这母亲有个姊妹也是青光眼。母亲在25岁上生下的儿子，今年看来也有发生青光眼的趋势。科学上证明青光眼和遗传有很大的关系。可是，这里有一点似乎很奇怪，母亲在生这孩子时，她自己根本没有青光眼——她是生下孩子后再隔35年才发生青光眼的，这怎么遗传呢?这也更说明不能把遗传简单地理解为双亲把"性状""交"给子女。

　　人类家庭的遗传情况是相当复杂的。"羊白头"是遗传的——"羊白头"和"羊白头"结婚，其子女全部都是"羊白头"。可前面讲过：双亲都正常的话，子女中也可能有"羊白头"——这仍旧是遗传。"羊白头"和正常的人结婚，其子女很可能一个都不是"羊白头"。但是，一个家庭中如果有"羊白头"，那么，同一家庭中的正常兄弟姊妹，她们的子女中出现"羊白头"的可能性要比一般家庭大一点儿。

　　从这些事实看，父母传给子女的的确好像是某种"内在因素"，这种内在因素要在一定的条件之下才能表现成为一定的性状(例如

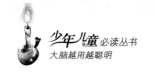

鼻子形状、血型、青光眼、"羊白头"等等）。我们讲遗传，应该讲这种内在因素的遗传，以及这种内在因素在一定条件下表现为性状。例如某甲是"羊白头"，虽然某甲的父母都不是"羊白头"，但父母必定有某种内在因素传给了他。某甲与某乙结婚，其子女全部不是"羊白头"，可是某甲仍旧把这种内在因素传给了他的子女。

我们有时讲遗传是只讲传下来而不讲传下去。例如血友病是遗传的，但血友病患者大多不能把血友病的内在因素传下去，因为他们通常不到结婚年龄（20岁以前）就夭折了，那当然就传不下去了。可是，我们仍说血友病是遗传的，因为血友病内在因素是从母亲传下来的。

但在少数情况下也有这种遗传的内在因素并不是从亲代传下来、而是在某个人体内新发生的，可以传下去，那也叫遗传。例如，英国维多利亚女王的许多儿子和外孙都是血友病，这明明是传下去了；可是，女王的父系和母系祖先中却没有血友病患者。这说明对维多利亚女王来讲，这种因素不是祖先传下来的，是在她体内新发生的。

遗传与生殖

遗传是个过程——这就是把遗传的内在因素传下来，又传下去。

可是，到底怎么个传法，所传的内在因素到底是什么东西？鼻子本身不能传，鼻子形状的内在因素可以传；但又说梅毒病菌"传"给子代不算遗传。究竟怎样才算是遗传内在因素呢？

科学家提出一个科学概念，必须尽可能地符合客观世界的情况，而客观世界的情况又是千姿百态、千变万化的。我们如果把性质很不相同的事物及其发展、变化过程包括到同一个概念之下，那就要在科学上造成混乱。

遗传的概念是和生殖的概念不能分的，没有生殖就谈不上什么遗传。那么，生物体是怎样生殖的呢？

也许大家都知道，高等动植物的生殖都要通过受精作用。就是说：父亲产生精子，母亲产生卵，精子和卵结合在一起成为受精卵，并从这个受精卵发育起下一代的个体。

科学上一般讲遗传概念，就是讲只有通过精子和卵传给子代的才算遗传。病菌传染就不算遗传，因为这是和受精作用很不相同的过程。如果把病菌传染也算遗传，那就把遗传概念扩充得太大，因而就混淆不清了。(附注：在最低等的生物中没有精子和卵的受精作用，所以在这些生物方面，遗传概念中不得不加上一些新的内容。这里不多说了。)

所以，遗传的内在因素就要到精子和卵中去找。有人在这里面找到了染色体，根据许多实验证明遗传内在因素是在染色体上；也有人不赞成这种学说。但在我个人看来，染色体遗传理论的证据实在是无可辩驳的。

遗传与发育

了解了生殖过程的本质后，我们对遗传现象的理解更深刻了。

读者也许没有看见过人类的受精卵，但大概看见过鱼子和蛙卵吧。

如果说遗传是子代像亲代，那么，鲫鱼子像不像鲫鱼呢？当然，一点儿也不像。

生物体的一切性状都有个发育过程，性状是发育过程的结果。没有发育，就没有性状。两个人在某一个性状上有差异，那是发育过

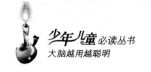

程有些差异的缘故。

黑种人和白种人皮肤颜色的差异是遗传上的差异。可是，黑种人小孩在母体内，皮肤是雪白的，刚生下来时还是白的，生下来之后才变黑。白种人只不过是生下来后不变黑而已。

有些人是"兔唇"，上嘴唇与鼻子相连处有个缺口。其实，我们每个人在胚胎某一时期都是"兔唇"。一般人在胚胎发育过程中，这个缺口逐渐长满了；有少数人则生下来时尚未长满，以后也不能再长满——这种发育过程上的差异也和遗传差异很有关系。

所以，研究遗传学，一方面固然需要做遗传学实验，看某一个性状(现在应该说某一个遗传因素)是怎样传给子代孙代的，另一方面，也需要从发育方面研究：从成体性状推溯上去。例如"羊白头"和普通人的差别在于有无黑色素，而黑色素的有无又可追溯到某一种酶的有无("羊白头"缺少这种酶，因此不能合成黑色素)。主张染色体遗传理论的人根据许多实验证明，酶的有无可以再追溯到染色体上的遗传因素(就是"基因")的差异。

遗传因素和环境因素

一切性状都有个发育过程。一切发育过程都必须在一定的环境条件下进行——生物绝不能在真空中发育，也不能在几百度的高温下发育(20世纪80年代初发现，太平洋海岭有多种动物和微生物生活在300℃以上的水中。——本书编者注)。一切性状的发育过程也都有个遗传内因。所以，如果泛泛而谈"某某性状是遗传的；某某性状是不遗传的，是环境决定的"，这一类说法在逻辑上是不够严密的。任何性状都是遗传与环境相互作用的结果。应该说：某两个个体在这个性状方面的差异主要是由于遗传上的差异，或者完全由于遗传上的差异；而在那个性状方面的差异则主要由于环境条件的差异，或者完全由于环境条件的差异。我们所以说梅毒不是遗传性状，那只是因为世界上所有的人在对梅毒的抵抗力方面来讲，在遗传因素方面几乎没有什么重要的差异。一个人是否患梅毒，几乎完全决定于梅毒病菌有没有机会进入他的身体。可是，梅毒病菌之所以能感染人体，这仍与人类的遗传本性抵抗力有关，只不过这种遗传本性在所有的人类中都没有发现有显著的差异而已。如果把人类和苍蝇比较起来，那就可看出梅毒也和遗传有关。梅毒菌能够感染人体而不能感染苍蝇，因为人体与苍蝇不同，而这种不同当然主要是由于人类的遗传本性与苍蝇不同。

另一方面，人类有些性状差异却可以说完全决定于遗传因素的差异，至少可以说到现在为止还没有发现改变这类性状的外界条件。例如，血型就是如此。血型这个性状非常稳定，从小孩生下以后到死亡为止，一般从不改变。我们甚至可以用埋葬了千百年的骸骨来测定这个人的血型（不过，也不是说稳定的性状都是遗传，不稳定的性状不是遗传。既然任何性状都是发育过程的结果，所以，有很多主要决定于遗传差异的性状差异也只在某一个发育阶段上才表现出来）。

梅毒和血型是两个极端的情况，人类大多数性状差异处在这两个极端之间。各种传染病，例如肺结核，虽然必须有结核病菌的感染才能发生，但各人的抵抗力不同，而对肺结核的抵抗力之所以不同，那就是一部分由于遗传的差异，一部分则由于环境因素（胎前条件、后天的营养、体育锻炼等等）的差异。

一切性状都是发育过程的结果。我们可以也应该把遗传因素的作用看做决定一定的发育可能性。对大多数性状来讲，受精过程决

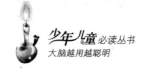
定了这个性状的遗传因素(也就是一定的发育可能性),但这个可能性能不能实现,各种可能性中实现哪一个可能性,这就决定于环境因素。懂得了这个道理之后,也就可以懂得所谓"遗传性疾病"(就是说在很大程度上决定于遗传差异的疾病)并不是不可治疗的,甚至不一定是不能预防的。

兔唇与遗传有关,但是,兔唇可以用矫形手术来补好。"先天性糖尿病"(主要由遗传决定)和"后天性糖尿病"(主要决定于环境因素)一样,都可以用胰岛素来治疗。可是,不管后天怎样发育、怎样治疗、怎样改变,一般讲都不能影响遗传因素,不能使父母不把原有遗传因素传给子女。

我们对遗传因素和环境因素的这种科学理解,主要应归功于丹麦学者约翰逊在本世纪初的研究工作。

父母传给子代的是遗传因素而不是性状(例如鼻子)本身。性状的重组合是由于双亲遗传因素的重组合。正常父母生下"羊白头"的子女,父母都是A型血,子女却是O型——这种现象的确很难称为性状的重组合,但科学上确切证明是由于遗传因素的重组合。

父母与子女,兄弟与姊妹之间所以不相像,一方面是由于遗传因素的重组合,一方面是由于环境因素不同,也有少数是由于遗传因素本身发生改变(例如维多利亚女王的血友病因素)。遗传因素本身怎样改变,这也是遗传学上最重要的问题之一。

遗传科学目前已经揭示了不少遗传规律。这些成就在医学和工农业生产上发生了很大的作用。现在,遗传科学还正在蓬勃地发展。我们可以很有把握地说:我们必将能愈来愈有效地控制生物的遗传因素,为"人寿年丰"的崇高目标服务。

（谈家桢）

母乳喂养 母婴健康

　　母乳喂养是指用母亲的奶水喂养婴儿的方式。每年8月1日至7日是"世界母乳喂养周"。世界卫生组织呼吁全球健康机构贯彻促进母乳喂养的10项措施，帮助各国母亲实现母乳喂养，改善婴幼儿健康状况。这10项措施是：

　　一、有书面的母乳喂养规定，并常规地传达到全体卫生人员。

　　二、对全体卫生人员进行必要的技术培训，使其能实施有关规定。

　　三、把有关母乳喂养的好处及处理方法告诉所有的孕妇。

　　四、帮助母亲在产后半小时内开奶。

　　五、指导母亲喂奶，以及在与新生儿分开的情况下保持泌乳。

　　六、除母乳外，禁止给新生儿吃任何食物或饮料，除非有医学指征。

　　七、实施母婴同室。

　　八、鼓励按需哺乳。

　　九、不要给母乳喂养的新生儿吸人工乳头，或使用乳头做安慰物。

　　十、促进母乳喂养支持组织的建立，并将出院的母亲转给这些组织。

　　世卫组织儿童和青少年卫生与发育司专家道曼斯女士说，母乳喂养对于儿童的健康成长乃至智力发育非常重要。我国卫生部门针对母乳喂养这个极其重要但尚未引起社会足够重视的问题，号召社

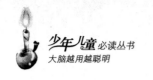
会各界都来关心并给予帮助。搞好母乳喂养、改善儿童营养状况，以带动妇女保健和儿童保健工作，是实现人人享有卫生保健战略目标的一项重大决策。

母乳喂养对婴儿的好处

1. 营养全面，易于吸收

母亲的乳汁里含有合适数量的脂肪、蛋白质、水和糖，各种营养完备。母乳中各类营养物质比例正好适宜宝宝生长和发育的需要，比配方奶更易于消化和吸收。与牛奶相比（大部分配方奶以牛奶为原料），人奶在婴儿的胃里形成更软的凝乳，能更快地被人体系统所同化。尽管人奶中蛋白质含量低于牛奶，但几乎全部是宝宝能够利用的。相反，牛奶中大约有一半的蛋白质被当做废物排出体外。同样，母乳喂养的婴儿对铁和锌吸收得更好。

2. 不会缺锌

母乳含锌丰富。初乳含锌为20 mg/L；3~6个月后，母乳含锌为2~3 mg/L。因此，母乳喂养少有缺锌症状。牛乳中的锌由于缺少小分子多肽的结合物质，故不易吸收，易出现锌缺乏症。母乳中的锌与分子量为8700的小分子多肽结合，易于吸收。

3. 母乳成分随着发育的需要发生变化

产后1~2天内分泌的乳汁，叫初乳。初乳色黄质稀，含有较多的蛋白质和固体成分，还有轻泻作用，有利于新生儿排出胎粪。随着新生儿的生长和发育，母乳逐渐变浓，量也增多，6个月左右达到高峰，以满足婴儿需要。这是任何其他乳类所不及的，是它独具的优点。

4. 新鲜无菌，温度适宜

母乳是从乳房中分泌出来的乳汁，温度适宜，新鲜，绝对无菌，随时可以哺喂。

5. 免疫作用

母乳里含有很多免疫成分(称为抗体),帮助新生儿避免病菌和病毒感染。母乳喂养的婴儿很少有肠胃炎、胸部感染和麻疹病例,这是婴儿直接接受抗体的缘故。所有的婴儿都在出生前通过脐带,从胎盘血中接受了一些抗体,而母乳喂养的婴儿,其体内抗体则可由初乳和母乳内的抗体得到补充。在婴儿生活的头几天里,抗体可对肠道产生保护作用,并且由于抗体为血液所吸收,形成身体保护作用的一部分,因而可以抵御各种传染病。

6. 预防过敏

母乳有抗过敏作用,母乳喂养的婴儿极少有过敏反应。过敏反应以肠道、呼吸道及皮肤症状为最常见。坚持1个月以上纯母乳喂养,不补充任何其他奶类,能够在很大程度上预防3岁以前的食物过敏和17岁之前的呼吸系统过敏。母乳喂养6个月,可以预防3岁前出现的湿疹,也可预防青春期出现严重的遗传性过敏症。母乳喂养的宝宝比较少得湿疹。

7. 预防儿童肥胖症

母乳中脂肪酸比较适宜,而牛乳中饱和脂肪酸高于母乳,不饱和脂肪酸低于母乳,特别是亚油酸含量差别很大(人乳约为牛奶的7倍)。亚油酸是人体必不可少的脂肪酸,缺乏亚油酸,易产生小儿湿疹,使婴儿长得虚胖。德国学者研究表明,用母乳喂养大的儿童患肥胖症的可能性相对较小。孩子接受母乳喂养时间越长,学龄阶段患肥胖症的可能性越小。

8. 预防佝偻病

母乳含维生素充足,而牛奶中维生素较缺乏。例如,维生素C,牛奶需要煮沸消毒,致使维生素C被破坏。又如,初乳中维生素D浓

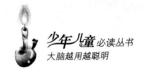
度为每100克含1.78微克, 成熟乳为每100克含1微克, 而牛乳每100克含0.15微克, 远较人乳为少。一般人工喂养的婴儿, 佝偻病患病率高于母乳喂养的婴儿。

9. 不会消化不良

母乳所含蛋白比例适当且易消化。牛奶的蛋白总量虽是人乳的3倍, 但不易消化, 营养价值低, 尤其对于体弱儿和早产儿不适宜, 易引起脂肪性消化不良。

10. 减少婴儿腹泻

母乳中天然乳糖适合婴儿的需要, 比例适当, 并且能抑制大肠杆菌, 减少婴儿腹泻。牛奶乳糖缺少, 喂养婴儿容易腹泻。

11. 不会便秘

在用母乳喂养的婴儿大肠中, 双叉杆菌有93%。它可以抑制大肠对有害物质的吸收, 抑制各种感染菌的繁殖, 促进肠道蠕动, 不致便秘。牛奶喂养的婴儿, 大肠中双叉杆菌仅有19%, 容易发生便秘。

12. 预防儿童肝病

医学研究发现, 人工喂养的婴儿, 容易患一种虽不多见但严重威胁患儿生命的"婴儿代谢性肝病"。究其原因, 是婴儿体内缺乏一种叫甲种抗胰蛋白酶的蛋白质。这种蛋白酶只存在于母乳内, 牛奶及代乳粉中都不含这种酶类蛋白质。同时, 母乳中还含有多种抗病毒的抗体。因此, 母乳喂养有效预防病毒性肝炎。

13. 促进大脑发育

研究证实, 母乳中的一种氨基酸——牛磺酸, 与人类大脑发育密切相关。这种氨基酸能使人脑神经细胞总数增加、促进神经细胞核酸的合成, 并能够加速神经细胞间网络的形成及延长神经细胞存活时间。对于婴儿来说, 母乳是其所需牛磺酸的唯一来源。用配制食品喂养的婴儿,极易发生牛磺酸缺乏症,对大脑发育产生不利的影响。

14. 减少儿童变态反应性疾病的发生

专家认为,母乳中含有大量婴儿必需营养成分,可使消化系统和免疫系统健康发育,有利于抵御变态反应源的干扰,所以,不易患变态反应性疾病。预防医学专家指出,婴儿尤其是有变态反应家族史的婴儿,最好母乳喂养。

15. 孩子长大后,冠心病发病率低

医学专家发现,冠心病始于儿童时期,母乳哺育的婴儿要比牛奶或其他代乳品哺育的婴儿成年后冠心病发病率低。这与母乳中铜含量比牛奶或其他代乳品高有关。人体内铜元素含量少,血中的胆固醇就会升高,久而久之,可导致动脉硬化,引起冠心病发生。用母乳哺养的婴儿则可获得足够的铜元素,对保护娇嫩的心血管起到积极作用。

16. 减少婴儿死亡率

新生儿能从母乳中获得免疫体,6个月内很少得麻疹、小儿麻痹、腮腺炎等传染病。曾观察到,母乳喂养的新生儿胃肠道、呼吸道和耳部的感染抵抗力比喂牛奶的要强些。英国对婴儿喂养方法与死亡率做过研究,结果是:人工喂养婴儿死亡率是母乳喂养婴儿的10倍。

17. 有利于智力开发

哺乳过程中,母亲的声音、心音、气味和肌肤的接触,对婴儿的大脑产生良性刺激,促进早期智力开发。

18. 促进面部发育

婴儿吮吸乳头的动作和过程,有利于面部器官正常发育,利于乳牙成长,防止龋齿。

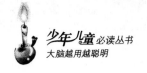
19. 有利于性格发展

哺乳时，婴儿吸吮乳头，母亲对婴儿爱抚和拥抱，可使宝宝获得充分的满足感和安全感，对情绪性格发展有好处。

20. 身心愉快，健康成长

在婴儿发育过程中，不但需要物质营养，也需要精神"营养"。对婴幼儿来说，最大的"精神营养"就是来自母亲的哺乳。母乳喂养不仅供给必需的营养素，而且给予婴儿感情与温暖，促进身心发育。喂奶时，婴儿躺在母亲怀抱里，接触温暖的肌肤，闻到母亲身上亲切的气味，再次听到早在宫内已熟悉的心跳的节律，再加上爱抚的动作和温柔的言语，这一切使婴儿感受到母爱，产生愉快的情绪，对身心健康发育很有好处。

母乳喂养对妈妈的好处

母乳喂养，给予母亲一种特殊的敏感性，并使之从孕期状态向非孕期状态成功过渡。婴儿频繁有效地吸吮乳房，促使母体产生催产素，从而促进子宫收缩，减少产后出血，加快子宫复旧。

母乳喂养，在一定时间内抑制母体排卵而产生闭经，从而使母体内的蛋白质、铁和其他营养物质得以贮存，利于产后康复，同时起到避孕作用。

母乳喂养，可以减少母亲发生乳腺癌和卵巢癌的危险。

母乳喂养，可以让妈妈的乳房得到更好的恢复，避免下垂。可尽快减去怀孕期增加的体重，促进身材恢复正常状态，避免产后肥胖。

母乳喂养的母亲富有成就感，更自信；尤其对子女教育等事务，更有信心。

母乳喂养, 增进母婴之间的感情。有利于培养良好的亲子关系。母亲享受为人母的满足, 孩子感受母亲的关心, 有安全感, 利于母婴间感情交流。

儿童保健专家发现, 自大力提倡母乳喂养以来, 我国母乳喂养的婴儿在6个月之前的体质发育水平同发达国家婴儿的发育平行, 但6个月以后, 我国婴儿发育水平开始下降。究其原因, 与辅食添加不合理有关。过早或过晚添加辅食以及食物的种类、质和量, 都是影响6个月以上儿童生长发育的因素。

最新神经科学研究表明, 生完孩子并给孩子哺乳几个月的女人, 脑皮层面积会变大, 也许会变得更聪明。耶鲁大学医学院研究人员认为, 生完孩子几个月内的女人, 由于体内荷尔蒙激素的水平导致脑皮层变大, 并且可以对个体行为和动机产生影响。

另外, 女人经过生育、哺乳这一完整的过程, 可以增加10年的免疫力。

（东方）

妇女一生的几个阶段

胎儿及新生儿期

生命是从什么时候开始的?这是一个非常有趣的问题。一般认为,应当从出生的时候算起。可是根据我国的旧习惯,把出生第一天就算做一岁,这个算法是有它一定的道理的。因为生命是从父亲的精子与母亲的卵子会合成为受精卵时就已经开始了,这样在婴儿呱呱坠地的时候,实际上已经在妈妈的子宫里面生活了9个多月了。

那么,为什么生下来的孩子有男有女呢?这也是在卵子受精的时候就已经决定了的。其中的道理说起来不太复杂。原来,在人体的生殖细胞里,有很多弯弯的或者像棒槌样的小东西,这些小东西就叫做"染色体",是一种决定遗传的物质。无论在男性或女性的生殖细胞里都有23对染色体,其中有一对是和性别有关的。这一对染色体在女性生殖细胞——卵子里是一样的,叫做X染色体;在男性生殖细胞——精子里,是一大一小两个不一样的染色体,叫做X和Y染色体。生殖细胞在成熟的时候,就开始分裂,一个分成两个,这样每个细胞里都有23个染色体。分裂以后的卵细胞只有一种,每个细胞都有一个X染色体;但分裂后的精细胞就有两种:一种含有X染色体,一种含有Y染色体。因此,当含有X染色体的精子与卵子结合后就发育成女胎,而含有Y染色体的精子与卵子结合后就发育成男胎。

受精卵在母亲的子宫里依靠来自胎盘的各种营养物质逐渐发育

成胎儿, 经过280天左右达到成熟, 通过分娩离开母体。胎儿在母体内过着一种完全寄生的生活, 而且周围都是羊水, 因此可以说是一个水生性动物, 但一旦离开母体后, 立刻就得适应一种独立的而且是陆地上的生活。大家想一想, 这样巨大的生活变动, 岂不是极其惊人、极其奇妙的吗?由于从寄生到独立生活这一个过渡阶段必须在几分钟之内完成, 所以说它是一生中最容易发生危机的时刻, 并不夸大。

少数女婴在出生头几天里, 阴道内可能排出少量像月经的血液, 乳房也可能肿胀甚至有乳汁分泌, 这是因为胎儿的子宫和乳腺受到母体产生的大量内分泌素的影响, 因而发生了一时性的变化的结果, 并不是什么怪现象或疾病。随着婴儿出生后血内的内分泌素很快下降, 这些现象不加治疗就会在短期内自然消失。

儿童期

男女在小的时候发育情况没有什么区别。8岁以后, 女孩的骨盆开始变得宽大, 胸、肩、臀部的皮下脂肪增厚, 体格外表开始与男孩稍稍有所不同。到10岁以后, 女孩身高、体重的增长速度可以暂时超过同年龄的男孩, 这和女孩的发育比男孩早有关系。在这个时期, 女孩体内的生殖器官还没有发育, 阴道抵抗细菌侵入的能力很弱, 所以, 特别要注意清洁卫生, 避免阴部和外阴的损伤和感染。

此外, 儿童时期性格方面的差别, 也不像青春期以后那样显著。一般说来, 女孩子比较安静、爱美, 容易害羞, 不像男孩那样好动。

青春期

青春期是指从月经出现到女性生殖器发育到性成熟期的一个

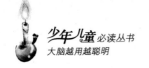

过渡阶段。在这一阶段中，身体和精神方面都发生极大的变化。一般认为月经的出现标志着青春期的到来，实际上在月经初潮的一二年前，身体各器官及神经系统已经开始发育：姿态、声音、面貌、体格都起了显著的改变；外生殖器逐渐从幼稚型变为成人型，开始出现阴毛；子宫、卵巢、输卵管等内生殖器官增大、变长；乳房饱满，乳头隆起；骨盆长得更加宽大；胸、肩、臀部的皮下脂肪更加丰满。在身体各方面迅速发育的同时，性格、感情等也都有所改变，并且会出现性的冲动。随着身体和性情的变化，少女就逐渐成长为大人。

现在和大家着重谈一谈女孩子的月经问题。月经初潮大多数是在十三四岁左右，它的到来往往是突然的。初潮以后，每隔一定时期就行经一次。平常所说的"月经周期"，就是指从这次月经来潮到下次月经来潮之间间隔的天数。部分妇女从月经初潮开始月经周期就很规则，但是多数在初潮时期月经表现不规则，常常间隔几个月甚至半年以上来一次，然后逐渐趋向于有规则的行经。一般是28~30天一次，也有少数人的规则周期是24天或35天，这些都属于正常范围。另外一个问题，就是在这个时期身心发育极为迅速、活跃，在适应新的情况时，精神上可能出现某些不稳定现象，像忧郁、易哭、过分兴奋等，如果再加上经血突然到来，精神上毫无准备，可能引起惊慌害怕，造成很不好的刺激。少女和父母、师长应该了解女孩子在这个时期生理上和心理上的变化，避免不必要的顾虑和痛苦。

社会上有些人对月经存在着不正确的看法，把月经叫做"例假"。这就暗示月经是不正常现象，月经一来就得休息，禁止一切活动。这是一种有害的观点。月经期间盆腔血管显著充血，所以有时候有下腹部稍胀或下坠的感觉、胃口不好等，这些都是正常的生理表现，而不是病。当然，在行经的时候，过分劳累及剧烈运动应当避免。

性成熟期

经过了青春发育期的过渡阶段，卵巢机能(特别是排卵机制)和生殖器官逐渐发育成熟，进入性成熟期。性成熟期的开始年龄在18~22岁左右。这个阶段长达二十多年。这时期的特点是性机能成熟而且稳定，生育功能旺盛，因此，怀孕和分娩成为重要事项。以下从3个方面谈谈这一时期的卫生保健问题：

1. 妊娠和分娩保健

一个小到肉眼看不到的受精卵，寄生在母体内，经过短短9个多月的时间发育成为六七斤重的胎儿，这是一个自然的生理现象，也就是大家所熟知的怀孕过程。在这个过程中，为了适应胎儿迅速生长和发育的需要，母体各个系统都发生了很大的变化。这种生理变化，对母体来说是相当重的负担，如果不能很好地适应，就可能发生各种病理现象。那么，如何才能保持正常的生理状况、防止病理现象发生呢?这就需要熟悉和遵守孕期卫生，产前定期进行保健检查。这种检查应当在怀孕3个月的时候就开始。好多孕妇不重视产前检查，认为妊娠是生理现象，不是病，何必费事检查呢?她们不了解产前定期检查的目的，是为了早期发现问题，及时纠正，及时处理。一方面，可以预防疾患的发生;一方面，可以使一些已经发生的轻的毛病，不至于发展得严重。例如胎位不正可以引起难产，不少孕妇担心顾虑，要知道大多数的胎位异常是可以纠正的。又如妊娠晚期出现血压升高、浮肿、蛋白尿现象，医学上叫做妊娠中毒症，严重的可以引起抽风。这些症状，如果在产前检查时早期发现，加以适当的处理，绝大多数也是可以避免的。

胎儿成熟后，脱离母体的过程就叫做生产(分娩)。不能否认，绝大多数分娩是正常的，但还有很少一部分妇女，由于胎位不正、骨

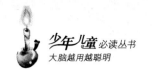
盆狭小，或有心脏病等等，如果没有经过适当的诊治，可能发展为难产。今天的医学水平，可以处理这些不正常的分娩病例，使她们转危为安。

2. 计划生育问题

生育第二代是妇女的光荣任务。但是，生孩子过早、过密、过多，不可避免地要对母亲的健康和事业造成一定的影响，孩子也得不到应有的教育。因此，做好计划生育，对性成熟期的妇女来说，是一个十分重要的问题。过去由于认识不足，以为孩子多少是命中注定的，可是今天的科学方法是可以帮助已婚的夫妇很好地计划生育的。有关具体的避孕方法，已有专书介绍，这里就不多谈了。现在着重谈谈晚婚问题。晚婚是做好计划生育的另外一个重要措施。但是有不少妇女怕晚结婚会生孩子困难。我接到不少来信，问："从生理上考虑，什么年龄结婚最为适宜？"我们认为，25～30岁是女性结婚最适宜的年龄。在这个年龄内生育难产率是最低的，这一点在临床经验和医学统计上都得到证实。在产科学上有所谓高年初产的难产率高于一般年轻人的说法，这指的是35岁以上生头一胎。35岁以上的妇女，子宫颈和阴道的组织，不像30岁以下的人那样软、弹性那样好，宫颈扩张可能迟缓些，因此可能引起子宫肌肉的疲乏，以致收缩力量减弱，分娩时间延长。此外，35岁以上的妇女，血压增高的倾向比较大一些，可能间接地造成分娩并发症。在科学技术发达的今天，在我国现有的医疗技术条件下，只要按时进行产前检查，及时发现问题，及时采取适当的措施，难产是可以掌握和控制的。因此，这方面的顾虑完全不必要。

3. 比较常见的疾病

流产、子宫外孕、盆腔急性或慢性炎症、良性盆腔肿瘤（如子宫肌瘤、卵巢囊肿等），都是这个阶段比较常见的疾病。这些疾病的主要症状是阴道不规则地出血，或月经紊乱、白带增多，阵发性或持续性下腹部痛，下腹部发胀或出现肿块等。以上各种症状的出现可轻可重，一旦发现不正常现象，就应该立刻就医，不要拖延。早期发现，早期治疗，效果好。

更年期

这个时期是指卵巢机能逐渐减退到最后消失的一个过渡阶段。

妇女的卵巢在殷勤地工作30年左右以后，机能开始减退。一般在45～52岁，月经停止，但亦有少数妇女，可以早到35岁或晚到56岁停经的。在这一阶段，卵巢机能改变，每月规律的排卵机制产生障碍，月经周期失常。月经的变更可以是各种各样的：最常见的是月经周期更改不大，而血量增多或逐渐减少，经过几个月或二三年后完全停经；另一类是血量正常，而周期提前或推后，亦可能停了半年又来几次，最后才停止的；比较少见的一种是经期和血量一贯正常，突然间完全停止。这些都是正常表现。

有人要问，除了月经的改变，更年期是否有其他现象呢？有的，这个阶段在卵巢机能改变的同时，机体的植物神经系统会发生一些变化，因此，可能引起一些程度不等的症状，统称为更年期症候群。这些症状可能比月经的改变先出现，也可能在月经停止以后才出现，并且可以断断续续地维持相当长的时间。临床上比较常见的症状有出汗、心慌、头晕、烦躁、精神忧郁、失眠、皮肤麻木、血压波动等。其中普遍的症状是阵发性潮红，表现为突然发作的热感，从脸面部和颈部开始，传流到全身，持续几秒钟，无论白天或夜间，都可以发作好几次，也可以间隔很长时间发作一次。以上症状，并不是说每个妇女都会发生，也不是各种症状集中表现在一个人身上；相反地，

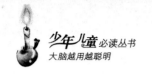
80%～90%的妇女，由于机体的植物神经系统调节与代偿力强，能够很好地适应更年期的变化，虽然多多少少出现一些轻的症状，但并不妨碍日常工作或生活，也不需要治疗；另外，10%～20%妇女的植物神经系统调节力稍弱，不能很好地适应这个过渡时期体内新条件的要求，因此症状较重，可能影响正常的生活和工作。然而，今天的医疗水平是可以帮助调节的。

目前，有不少的妇女群众把更年期看做必过的难关，怕衰老，怕失去工作能力，怕失掉女性特点，怕长癌瘤，抱着恐惧不安的心情，等待这一生理阶段的降临。这是不必要的。因为更年期和青春期一样，是一个过渡期，过渡期的特点是暂时性的，机体的机构通过再一次从新组织分配各内分泌腺的相互关系，使全身的机能得到新的平衡后，就能恢复正常。所以，有人说："40岁以上的妇女，已基本上完成了养育第二代的任务，开始了她们的第二个青春。"这句话不是没有道理的。

也有一部分妇女，在更年期虽然出现一些严重的症状，例如月经出血量多到引起贫血的程度，还认为这是正常的，不加注意，也不就医，这样也是错误的。更年期的机体，在经历着一个功能失调波动的时期，如果不加注意，少数生理情况也可能转变为病理情况，以致损害健康。这四十多岁的阶段，也正是某些疾病，例如早期宫颈癌发生的时期，忽略出现的任何症状，不及时就医，是不明智的。正确的态度应该是：一旦发觉不正常现象，就要去找医生诊查，及早得到应有的治疗和指导。

绝经后期

经过更年期的过渡阶段，卵巢机能最后消失，月经完全停止，全身各方面的机能(在48～56岁之间)已建立了一个新的平衡，妇女开始进入一个新的时期。这就是绝经后期。这个时候,上面提到的那些更年期的症状已经消失,精神体力都比较充沛,再加上在工作上、生活上都已经积累了比较丰富的经验,虽然已到老年,无论从家庭、从社会的角度来说,仍然是重要的劳动力量。

不过,到了绝经后期,有些疾病像老年性阴道炎、癌瘤、高血压、心脏病,往往容易发生。所以,应当保持足够的警惕,一旦发现不正常的情况,如阴道出血、白带多、头晕、头痛、心慌、气短等,应当早到医院诊治,发现问题,及时纠正。

以上简单地向大家介绍了妇女一生的几个阶段。这几个阶段彼此之间互相交错,时间划分没有明确的界限,但每个阶段都有独自的生理特点。了解这样一个生理过程,掌握各个阶段的特点,从防病、保健的角度来说,有其重要意义。

(林巧稚)

人和病

一个人是一支"细胞集团军"

世间的东西虽然乱七八糟，多到无限，但大体说来，不过两类：一类是死东西，例如石头、煤炭、土圪塔等等；这些东西，我们给它个总名字，叫做"无生物"。一类是活东西，例如鸟、兽、虫、鱼、树木、花草等等，连人也在内；这些东西，我们也给它个总名字，叫做"生物"。

粗粗看来，好像每一个生物都是一个单个儿的活东西；实则一般的生物，例如我们说一个人，实实在在是无数小活东西的大集合体，就像一支大集团军，是由一个一个兵集合起来的。不过，组成这种"集团军"的"兵"，是些很小很小的"小兵"，它们的名字叫做"细胞"。每一个细胞自身，都是一个活东西，都是一个小生物。所以，细胞才是生物的最小单位。

即使是我们身上极细的一根细肉丝，也是由好几十个细胞结合而成的。拿显微镜看起来，不但一个一个细胞都分辨得出来，还可以看出它们的样子也各不相同：组成肌肉的细胞，是梭子形的，两头细，中间粗；组成皮肤的细胞，互相紧靠，像一个挨一个的蒸馍。这些小活东西——细胞，还有它们自己的构造：每一个细胞的外面，都包有一层薄皮，叫做"细胞膜"；膜里面包着一包汁水，叫做"原形质"；原形质中间有一小点，叫做"细胞核"。

细胞才是最小的生物单位，它们才算是单个儿的活东西。它们也要呼吸空气，也要吸收养料，排泄废料，也要生后代，也要死亡。

从我们身上无论哪一处割下一点儿肉来，这就是一群活细胞。把它放在养料丰富的肉汤里面——汤要经过科学手续消了毒，放的环境又能叫汤保持一定的温度，这样，这些割下来的细胞就还能继续生长。不过，它们的样子会慢慢改变，慢慢失掉原来的特性，都变成一种长圆形的样子。

如果从身上某一处割下一部分细胞，安进身上别的部分或别人身上，这些细胞也能在新地方生长，和它周围原来的细胞发生联系，长到一起（不过，有些细胞到了新地方以后，不久就会失掉它原来的特性，和周围的细胞同化起来，完全适应新环境的需要；而有些则仍保持原来的特性，和新环境闹得不谐调）。现代医学就利用这种移植细胞的办法，发展了一门新医术，叫做"整形医术"——就是遇到负伤或是因为别的原因弄得相貌残破了的人，就能用"挖肉补疮"的办法治好。比如脸上的皮肤烂成了疮疤，就可在屁股上割点儿皮补上去；鼻子低了，也可以在别处挖点儿软骨加上去。又如嫌单眼皮不好看，就可以改成双眼皮；头骨打碎了，则可在腿骨上锯下一片来接上。现在还可以把刚死的人的血管、眼珠等等拆卸下来，放在冰箱里保存着；等到遇见损失了这些器官的人，拿出来给他们添配上，就好像给机器配零件一样。

我们身体里面的细胞，有时也会有个别分子，从原来的地方游离开来，漂流到别的地方又生长起来。这样，就常会在身体里面长成一种肿瘤。在某一原来地方的细胞，如果忽然和环境闹起别扭来，光顾自己繁殖生长，也能造成一种肿瘤。最常见的是皮肤上的瘊子。不过，瘊子长到一定程度，就再不往大里长了；连根割掉以后，也不会再复发。这类肿瘤，在身体里面也常发生；一般来说，如果不是长

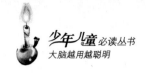

在致命的地方，并不很坏事。还有一类肿瘤，根子很深，很难割治，长的地方又非常碍事，割了又容易复发；而且它还经常脱落一部分细胞下来，随便漂流到别处，照样生长起来，弄得身上各处都长出许许多多的这种肿瘤，这就很难医治。这类难以对付的肿瘤之中，有一类叫做肉瘤，有一类叫做癌。生了这种病的人，就是用现代最好的医术来治，一百人里面也最多能治好一半。

细胞的生殖办法是很简单的：当它长成熟了的时候，内里的细胞核就慢慢拉长，而且中间越来越细，以至于断成两截。这时候，细胞膜也就从中间收缩起来；最后把一个细胞分成两段，一段包含着一截细胞核。这样就把一个细胞变成两个细胞了。如此二变四、四变八，一直分裂下去，就会不断生成无数的新细胞。

我们身上有了创伤，就会靠伤处附近的细胞进行细胞分裂，长成新的肉芽，慢慢愈合。肉芽生长的时候，如果遇到摩擦，或是撒上比较厉害的药，新生的活细胞就会死掉。所以，现代医学主张把伤口一次收拾妥当，包起不动，叫它自然恢复。不可多换药和多换绷带等，否则会妨碍肉芽的生长。

细胞死了，它的尸体就会被血液搬走。它留下的工作岗位，马上就会被新的细胞接替。我们身体里面的细胞，就是这样不断地生生死死、接替下去的。

单细胞生物——微生物

生物（活东西）又可以分为两大类：一类是动物，包括一切虫、鱼、鸟、兽等等，人也在内；一类是植物，包括一切树、木、花、草等等。用显微镜仔细观察，不管是动物还是植物，它们全都是由一个一个细胞组织而成的，没有例外。不过，植物的细胞，在细胞膜外面还有一层比较厚的膜，叫做"细胞壁"。因为它的细胞有了这种细胞壁，所以植物的组织没有动物柔软。

在生物里面，有一批最下等、最微末的生物，整个身子就仅仅是一个细胞。这号东西，因为它们小到要用显微镜才能看见，所以叫做"微生物"。又因为它们每个都仅是一个细胞，所以也叫"单细胞生物"。其中还有些用显微镜都看不到的，竟小到能从没有上过釉的磁器里面滤出来，所以叫做"滤过性微生物"。这路东西，究竟是动物是植物，还弄不清楚。

能用显微镜看到的微生物，大多数属于植物。这种植物性微生物中间有一类，它们的细胞里面带有绿色的小粒，叫"叶绿体"；它靠着这种叶绿体，能够吸收太阳光，自己制造养料，自力谋生。这算是低级的"藻类"。还有一类，没有叶绿体，不能自己制造养料，全靠吸收现成的动植物物质来生存，这叫"细菌"。

属于动物性的微生物，叫做"原虫"。

微生物虽说很弱小，可是它们繁殖得特别快。它们繁殖的方法，多半是"分裂繁殖法"，就是前边讲过的细胞分裂法，由一个分成两个，两个分成四个，几天工夫就能分成多少万。所以它到处都有，不论土里面、灰尘、水、空气以及高等动物、植物的身体里面，都有。我们人的身体里面，更简直像是一个微生物的老窝。它们有些住在身体里面很规矩，从我们身上偷吃很少很少一点儿养料——这点儿养料，我们是不在乎的。比如，我们打一个嗝，吐出一口臭气，这就够多少万的细菌大吃大喝几天的了。这些细菌，向我们索取的代价不大，却还能帮一些忙。例如，我们的肠子里面有了它们的帮助，吃的东西才能很好地消化；女人的阴道里面也有一种特种的细菌给把守着，别的细菌进去，便被它们消灭了。不过，这些在我们身体里面过日子的细菌，对我们并不是真正的好朋友，如果我们有朝一日病倒了，它们就会趁火打劫，反过来帮助侵害我们身体的细菌来侵害我们。

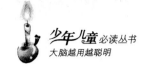

侵害我们身体的细菌和原虫, 又叫做病菌和病原虫, 它们的种类也非常多。从形态上来分, 细菌可以分成三大类: 一种是球菌, 它们大都是圆球形, 有些稍扁一点儿, 有些稍长一点儿, 还有稍尖一些的。这是使我们得脑膜炎、肺炎、盲肠炎等等炎症的一伙凶手。不过, 不是所有的球菌都不是好东西, 它们里面也有几种是不作恶的。其次是杆菌, 这类细菌样子像洋火 (火柴) 杆子, 有几种是方头的, 有几种是圆头的, 还有的是尖头的, 有的长, 也有的短。样子不同, 善恶各异。人类的肺痨、瘰疬(老鼠疮)和一种赤痢, 就是这一伙里面有名的几位凶手的罪恶。第三种是螺旋菌, 样子就像螺旋, 也有长有短, 各不相同。其中最有名的是梅毒螺旋菌(梅毒螺旋菌, 有人认为实际上是一种原虫, 因为它能很活泼地运动)。

病原虫里面最常遇到的一种是"疟原虫"。我们发疟子, 就是它在人体里面作恶。一种是"阿米巴赤痢原虫", 这是使我们害一种很难治好的赤痢病的祸首。

很多病能够传染, 因为病人身上的病菌能够传到别人身上。细菌都很小, 不用显微镜将它放大几百倍, 就看不到。所以, 它随着病人的唾沫、病人用过的东西、病房里的灰尘, 无形中就传到别人身上了。蝇子更是传布病菌的"飞机", 它在病人的痰、鼻涕、大小便等上面爬了, 沾了一腿病菌; 又飞到别的人家去散布。过去的人不知道世界上还有这种眼睛看不到的小东西在传布瘟疫, 便想象出很多荒谬的道理来解释, 认为传染病是"天在收人"、是瘟神在散瘟, 其实都是瞎说的。

过去的人虽然不知道有细菌, 他们从生活需要上却创造了利用细菌、培养细菌的方法, 发面、做糖、做醋、酿酒等等, 都是利用细菌做的事。这类细菌, 叫做"酵母菌", 不危害人的身体, 专门能使粮食发酵。在粮食和果子的外面, 经常有它们在等着的(即果子皮上的白色粉末），一有破缝就混进去。我们发面要用酵子，做糖、做酒、做醋要用麦芽和面，就是它们都含有很多酵母菌的缘故。酵子干着的时候，酵母都不活动，太冷了也不活动。一到暖和而又潮湿的时候，它就活动起来，大量地繁殖，所以面粉之类就发了酵。它们的种类也不少，在发酵时，各个阶段的酵母也各不相同，有些是吃进淀粉排泄出糖，有些是吃进糖排出酒精，还有些吃进酒精，排出醋酸。所以，做糖发酵过了火就有酒味了；做酒发酵久了就酸了。发面的细菌是将面粉里面少量的糖分发酵，变成发酵碳酸气和水。因此发酵以后，面里面就有很多小气眼。

"人体集团军"的军需工场

微生物吸收养料的过程是很简单的，因为它们的细胞膜很薄，溶在水里面的养料能够透进膜里面去。单细胞动物，如"变形虫"，它的膜可以随便伸长缩短；遇到可以"吃"的东西，它就伸出几根杈，把那个"食物"包起来，然后慢慢将它溶化、吸收。它们都像分散的游击队员，可以各自解决吃的问题。但到了多细胞动物，就不能这样办了。尤其是高级动物，它由多少万万万的细胞构成，它比起分散的单细胞动物，已经不是小小的游击队，而是大规模的正规兵团了。它的经费给养一定要统筹统支，而且不像游击队用一个司务长，就可以解决所有的事务问题，而是要有一个大规模的供给部。供给部下面还要有采办处、军需工场等等机关，负责采办原料，制造军需品。我们"人体集团军"的供给部，规模庞大。现在单讲它的军需工场，名称叫做"消化系统"。它要的原料就是菜、饭、水、盐等等。可是，菜饭大都是不溶化的，它必须把食物变成可以溶化的东西，才能供各个细胞吸收。

这个工作，首先是将食物磨碎，那就是牙齿的工作。同时，还要

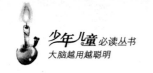
均匀地和上口水。口水是由舌头底下、腮上面以及下颚两边分泌出来的。负责分泌口水的细胞集团(组织), 叫做涎腺。口水不但使食物润湿, 还能使淀粉变成糖。我们吃饭的时候, 越嚼越甜, 就是这个缘故。这种糖叫葡萄糖, 没有甘蔗糖甜, 但是更适合身体的需要。甘蔗糖吃了以后, 在肠子里面也要变成葡萄糖, 才能被身体吸收。

口水还能杀死很多种细菌。一般兽类负伤以后, 常用舌头去舔伤口; 人类手上负伤的时候, 也会很自然地把伤处衔到嘴里。这都是一种本能的消毒方法。当然, 这个方法并不完全有效。

食物在嘴里嚼细、润湿以后, 就咽下去, 经过食管进到胃里面去。我们的脖子上, 前面是气管, 是呼吸空气到肺里面去的; 后面便是食管。为了防止食物落进气管, 气管的口子上长着一片软骨, 咽东西的时候就把气管盖住。不过, 吃饭的时候, 如果嘻嘻哈哈不留心, 食物也可能被吸进气管, 引起咳嗽。吸进去的东西如果咳不出来, 就会引起"肺炎"——一种很危险的病。

牲口渴得厉害的时候, 饮水也要防止呛着, 要让它饮几口以后, 将缰绳拉一拉, 使它呼吸一口气以后再饮。不然, 它忍住气一直饮, 等到忍不住了, 猛一吸气, 就连水也吸进肺里面去了。这种事, 人渴极喝水时也会发生。

肉类、豆腐和油炸过的东西, 即使在嘴里咀嚼过, 性质、味道也都不发生变化, 因为口水不能使蛋白质(猪肉、蛋、豆腐等, 叫蛋白质食物)和油(脂肪)发生变化。这类东西咽进胃里以后, 胃就发生一种蠕动, 并且分泌一种汁水, 糅合进去。这种汁水很酸, 能使蛋白质变成一种能溶化的酸类。食物经过这番消化, 才又一部分一部分送进肠子里。吃一顿饭以后, 大约经过六个小时, 胃里的食物才能出空。不过, 这个时间也不一定, 吃的东西如果嚼得细、油不太多, 它就消化得快些; 吃罢饭, 做些缓和的运动, 也能使消化加快。相反, 如果饭后做激烈的运动，或是洗澡，胃的工作就会大半停顿下来。睡觉时，身子朝着右边，胃的出口向下，食物消化就比较快；仰着睡，消化就慢些；向左边睡，消化最慢。胃里面汁水发酸，因为里面含有一种胃酸。胃酸有很强的杀菌力，食物里面的细菌主要靠它来消灭。细菌若是混过了这一关，进入肠子里面，就如同到了它的自由天地、任由它发展了。所以，我们要看重这一关。就是说，平时要注意不要削弱了胃的消化力。我们若是一次吃得太多、太油，刚吃罢冷的又吃热的，或是吃得太热太冷，吃多了生东西或带刺激性的东西（辣椒、胡椒、蒜、姜等），这都对胃不利。胃若受了凉，消化力就很受影响，杀菌作用随着减低。所以，在热天细菌最活跃的时候，更要特别注意。

胃的进口叫贲门，平时是闭着的，只有吃东西和呕吐的时候才开放。人倒吊着时，胃里的食物也不倒流出来，就是贲门闭着的缘故。胃通肠子的出口，叫做幽门，吃东西时是闭着的，食物消化以后才一部分一部分往外放；所以我们贪吃，顶多只能把胃装满（一般人的胃可装两三斤），不能立时把食物压进肠子里去。要是胃里装得太满，弄得它不能揉动了，就如同嘴里含的食物太多、无法咀嚼一样——成了这样僵局，就很危险；即使这回不生病，但以后胃的收缩力减小了，便成了胃扩张的病。如果胃被装满以后，吃的东西再一发胀，胃就会胀破。这种事，牲口常常遇到，牲口有时脱了缰，跑进粮食地里，把粮食吃得饱饱的，不久就会胀死。有些人打赌吃东西，也会把胃胀破的。

经常不注意胃的卫生，还会发生"胃溃疡"，就是胃的出口附近生下个小破疮，使人一吃罢饭，肚子就痛。这种病直到现在还没有一种特效的治法。

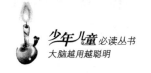

我们吃了馊饭，或是一次吃得油太多，天气又闷热，常会发生急性的胃炎。症候是恶心、肚痛、呕吐或泄肚子，病的来势很凶。同一个伙食单位的人，大会餐以后，常有许多人同时发作。这种病危险性虽比较小，也要把他贪吃下去的东西，连老本一起呕完了才完事。要是呕得不顺利，则可多喝些微热的开水，再用手指去探咽喉，使它彻底呕完。到第二天吃起东西来，更要注意些，顶好是喝点儿稀饭。

有些人的胃里面分泌胃酸过多，使人觉得"烧心"，可以吃些碱性的东西（蒸馍时，可以多放点儿碱；药品里面则常用"小苏打"）。胃酸过少，可以多吃些醋，少吃些碱。不过，这都不是根本办法。根本办法还是平时注意胃的卫生。

胃里面的黏膜（内皮）能像酵母菌一样，分泌一种酵素。这种酵素是消化蛋白质的主力，是胃液里面的主要成分。因为它只能在酸性的液汁里发生作用，所以同时分泌了胃酸。柿子、软枣（小柿子）和许多没有成熟的瓜果里面则含有很多鞣酸，这种东西能够使各种酵素凝结，失掉它原来的作用。所以，多吃了那些东西，消化力就受到影响。

鸡的胃里面能剥下来的黄色薄皮，含有很强的酵素。将它烤枯、研细服下，能治胃内积食。

食物从胃里面出去，就进入小肠。小肠大约有两丈长。接连着胃的那一头，有一段消化作用特别重要，只有12个手指并排着那样长，所以叫做"十二指肠"。

我们人体的军需工厂（消化系统），还有几个附设工厂，其中最大的一个就是肝。肝能分泌一种汁水，叫做胆汁；流出来，先装在一个小袋子里面，那个小袋子就是胆囊，从胆囊里再由一根小管子流进十二指肠。它的作用主要是消化脂肪(油类)。

其次的一个附属工厂便是胰。胰也能分泌一种汁水,经过小管子送进十二指肠。这种汁水的主要作用是帮助没有消化了的淀粉变成葡萄糖;帮助没有消化了的蛋白质变成容易吸收的酸类。

十二指肠也常发生溃疡。得了"十二指肠溃疡",症候也是肚痛,胃的消化不好,呕酸水等。它和胃溃疡不同的地方是,吃了东西不马上发痛,总要过一两个小时到五六个小时才痛,又常在夜间和空肚子时痛。

十二指肠以下的小肠,主要作用是吸收已经消化好了的食物;小肠里面长了很多绒毛样的东西,经过它能把消化好了的蛋白质和葡萄糖吸收到血里面;血再把这些养料带到肝里面。肝又是一个大仓库,能够把葡萄糖再变成一种动物质的淀粉贮藏在它里面。除了葡萄糖,别的养料它也能贮存很多。唯有消化好了的脂肪,则在小肠里面被吸收到一种"乳糜管"里面,由乳糜管不经过肝直接流进大血管,和血混合。

食物的残渣经过小肠送到大肠。大肠能够将残渣里面的水分吸收,留下干粪;并使它积多一些,以后再一同屙出去。所以,大肠对消化的作用不大。因而,一般飞鸟为了身体轻便,就将大肠"精简"掉了。

在小肠和大肠里面,经常有很多细菌;越往下部细菌越多,在大肠里面几乎充满了细菌,我们平时的大便,1/3是细菌。它们大都是杆菌,种类很多,能帮助我们将没有消化完的淀粉、脂肪、蛋白质再进行消化。它们的嗜好并不一样,当我们特别多吃某种食物的时候,对那种食物有特别嗜好的细菌就分外发达。

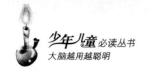

肠子里面的细菌如果偷窜到肠子外部，或是肠里有了病，它们就会变成可怕的凶手。

小肠里面最可怕的一种病菌，就是伤寒病菌。如果伤寒杆菌随食物混进肠部，就会使小肠溃烂，最后引起小肠穿孔。小肠一穿孔，细菌就满肚子乱窜，治疗起来也就困难了。

小肠和大肠接头的地方，并不在大肠的正头头上，而在靠近大肠头的侧面。在它的正头头上还伸出一小段，这一小段叫做"盲肠"，就像一条没有出路的巷子。

在盲肠的顶上，还长着一条蚯蚓样的小管子。它的尾端是不开口的，名字叫做"蚓突"。食物的残渣如果掉进一小点儿到蚓突里面，它就出不来了，就会引起蚓突化脓、溃烂，这便是"蚓突炎"，一般把它叫做"盲肠炎"。其实，盲肠自身发炎是很少见的。蚓突发炎时，开刀破腹把它割掉，就能治好。蚓突如果烂穿了，脓汁散布到肚子里去，就很难治了。

人类的蚓突毫无用处，割掉了没有一点儿妨碍。食草动物的蚓突倒是一个很重要的部分，因它能分泌一种汁水，消化纤维质的东西，如秆草、糠、棉花之类。所以这些东西，它们吃了，也能消化。我们人类这个附属工厂久已不用，便荒废了，反而变成了一个累赘。

蚓突炎，中医叫做"绞肠痧"。初发生时，只觉得小肚子上部发痛；接着肚脐也痛起来了；再以后才感到蚓突那个地方痛（小肚子右边），同时觉得恶心，还呕吐发烧。

大肠靠近肛门的一头，叫做直肠。直肠受了"赤痢杆菌"或"阿米巴原虫"侵害的时候，就会发生痢疾。

我们平时肚子着凉了，屙一些白的泡沫或带血的大便，也叫痢疾，实际上只是一种肠炎。那是受凉以后，小肠里面的细菌乘机捣乱的结果。对于这种捣乱，肠子里面有一种自然的对付办法，就是加紧肠子的蠕动，使肠子里面变坏了的食物和细菌一起排出去，这便是屙稀。屙稀的时候，如果马上吃止泻药，就破坏了身体里面自然的自卫办法，那就会闹出大毛病来。发生肠炎以后，一般应该吃些泻药（如大黄、芒硝、蓖麻油等），把肠子里面的食物、细菌清洗一番；再吃些肠内消毒药（如萨罗尔）。

小肠里的细菌，有时个别的跟着血液进到肝里面，肝又把它和胆汁一起排到胆囊里面。它就在胆囊里繁殖起来，做坏事情，引起胆囊发炎（发炎就是红、肿、疼的那种现象），进一步常会引起化脓。胆囊如只微微发炎，人并不觉得怎么难受，只感到消化不好；这种病常能够不在意地拖几年。但胆囊内常会因此产生一种"胆石"（即产生一种小块的硬东西），随着胆汁流进十二指肠。"胆石"如果结大了，塞住了通十二指肠的小管子，胆汁流不出去，就会发生黄疸病——就是胆汁找不到正当出口，便随着血液流向全身，把周身染成了胆汁的颜色——轻的皮肤发黄，尿也成黄色，能将纸染黄；重的皮肤变成绿色。由于得了黄疸病、胆汁不能流进十二指肠，脂肪就不能消化；吃的东西有了油分，就会使病情更加严重。我们平时大便是黄色的，就是因为里面混有胆汁；有黄胆病的人，大便里面没有胆汁了，所以大便是灰白色的。

黄疸病对健康危害很大，一旦感染，要及时诊治。

（彭庆昭）

49

坏情绪能"激活"疾病

　　哲学家兼心理学家詹姆斯说过:"从可察觉的身体变化而表现出来的心理状态, 就是情绪。"当各种客观事物经过人们的感官(眼、耳、口、鼻)等途径进入人们的大脑后, 高级神经中枢经过分析使感知者见之于思、形之于色, 这就是情绪了。情绪来源于大脑对事物的反应状态。

　　情绪对人体兴衰有何影响?俗话说:"笑一笑, 十年少; 愁一愁, 白了头。"这是人们对情绪与寿、美关系的高度概括。人体有交感神经与副交感神经, 它们在大脑统辖下各司其职, 保持着机体的协调统一、默契和谐。人体内精神与物质互相转化, 情绪的变化影响着体内神经介质的释放与抑制。沉闷、悲伤、愤怒时, 体内缩血管物质释放增加, 引起血管收缩痉挛, 各个器官供血减少, 血压升高, 心跳增快, 呼吸急促, 心、脑、肾缺血缺氧, 可诱发高血压、脑出血、心肌梗塞、胃肠痉挛。当人们高兴时, 体内扩血管物质释放增多, 各脏器功能谐调, 皮肤、内脏供血良好, 人们喜笑颜开, 展现出生命的活力。有人提出身体强壮为健, 心情愉快为康, 健康是体魄与情绪的谐和统一。中医把风、寒、暑、湿、燥、火称为六淫, 作为疾病的外因, 把喜、怒、忧、思、悲、恐、惊七情作为疾病的内因。还提出"怒伤肝、喜伤心、恐伤肾、思伤脾、忧伤肺"的观点。应该说, 这是对人们防病保健经验的高度概括, 确有生活的哲理。

人体各器官对内外界刺激的承受能力是有极限的，超过负荷能力，就会发生疾病。生命犹如一池清澈明静的水面，当投入一枚石子时，水面就会掀起波澜，波及整个水池。思想情绪对机体来讲，喜怒一闪，就像突然投出的石子，会震撼五脏六腑，并且引起波涛。此所谓牵一发而动全身也。

　　曾遇见一甲亢患者，因看到邻居吵架而突然受惊患病。国外医学期刊曾报道一小孩去火车站送亲人，看见红绿灯一闪，心里一惊，就得了甲亢。据山西省的调查统计，食道癌患者56.5%的人病前精神焦虑、情绪急躁。河北省的统计是，情绪急躁、个性倔强者的食道癌的发病率明显偏高。

　　现代医学证实，不良的情绪是促使疾病基因激活的催化剂。人体中本来就有癌的基因，在正常情绪下它被禁锢着，就像被关在笼子里的老虎、狮子一样，不敢轻举妄动。不良的情绪则像一把钥匙，它会突然打开囚笼，把癌基因的猛兽放了出来；而冲出笼子的猛兽，就会发疯似的伤害人的身体、破坏机体功能，直至毁灭生命。

　　紧张的情绪可能是疾病直接的或间接的原因，或者是使病情恶化的因素。有人统计，第二次世界大战期间，伦敦市民因受飞机空袭，胃溃疡发病率上升。这是在紧张的情绪下胃酸分泌增强、胃黏膜因胃酸的侵蚀形成溃疡所致。

　　近年来，日本胃溃疡、高血压患者日益增多，这与当今日本国民过于紧张的快节奏的生活气氛有关。

　　人们发现，长期情绪消极还是引起心血管疾病的重要原因。纽约一个研究小组在调查了2320名30～69岁的美国人后得出结论："人的心情越是压抑，越容易死于心脏病。"美国生理学家亨利博士认

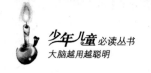
为："人们的情绪消极，如悲痛、绝望、困惑、内疚等，能刺激大脑内的海马部位，海马又刺激垂体—肾上腺皮质系统，导致肾上腺皮质大量分泌考的松激素。这种激素如果分泌过多，免疫功能就会受到严重干扰，使其杀灭病毒、细菌和肿瘤细胞的能力下降，同时又激活某些被禁锢的自身免疫细胞，使体内器官间的细胞不能识别敌友，把朋友当成敌人，自相残杀起来，引起自身免疫性疾病，如红斑狼疮、狼疮性肝炎、狼疮性肾炎等。"

总之，情绪关系着人的生老病死。好的情绪是诗，是歌，是画，是激扬生命风帆的动力，是滋润脏腑的玉液琼浆。愿你努力平衡自己的情绪，让有限的生命沐浴在莺歌燕舞的春风之中，安享天年吧！

（刘光汉）

千钧一发

　　《列子》上有"发引千钧"的说法。唐朝著名文学家韩愈《与孟尚书书》："……其危如一发引千钧"。一钧等于30斤。后来有了"千钧一发"的成语，用以比喻情况极其危险。一根头发虽不能承受3万斤重量，却能承受100克的重量；而同样粗的钢丝，仅能承受80克的重量。别看头发只有0.05毫米粗，它的用处可大着哩！首先是能保护大脑。烈日当空，头发就是很好的隔热装置。非洲黑人的头发是卷曲的，卷曲使得头发与头皮之间有较大的空隙，可容纳较多的空气；空气是良好的隔热物质，就可以使脑组织免遭过量的热的伤害。头发还能提炼出氨基酸，供医药、食品行业使用。有些织锦画可以用头发加工制作。还可以用化验头发的方法，来检验人的血型，诊断某些疾病的病因。人的血型物质不仅存在于红细胞里，也存在于头发之中。医学家们检验了出土的两千多年前的马王堆西汉女尸头发，证实了她的血型。更有趣的是，人们发现头发中金属元素的含量影响着人的智力和学习成绩，这就能及早对智力差的孩子进行营养调整和治疗。

　　由于头发来源多，容易获得，便于普查，所以对头发中微量元素的测定分析，现在又进入一个新的历史阶段。发砷、发铅、发汞的含量测定分析，可客观地反映环境污染的程度和对人体的影响，已被世界卫生组织定为全球环境监测系统——人体材料生物监测的重要手段。展望未来，头发在预防医学方面，必将为保护人类健康做出

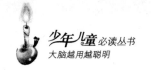

更大的贡献。

头发的寿命

一个人约有15万根头发,每根头发的寿命是2~6年。它的一生一般分为3个时期,即生长期、过渡期和静止期,合称为毛发生长周期。每根头发都有自身生长周期,生长和脱落都不是同步进行的。生长期是2~6年,头发在这一时期不断生长加长,平均每天长长约0.35毫米,夏季要比冬季长得快些。一年里,头发只有264天在生长中,其余日子处在过渡期或静止期。过渡期较短,大约2~3周,头发停止生长。静止期一般是3~4个月,毛乳头萎缩,血液供应停止,毛发变得干脆,只要有轻微的机械刺激,如梳头、洗头,就会自行脱落。这叫生理性脱发。

身体虚弱,营养不良,贫血,内分泌功能失调,忧虑、焦虑不安等精神刺激,或患有肺结核、伤寒等急性或慢性传染病,都会使头发生长缓慢、生长期缩短而产生脱发。消除上述因素,身体状况好转,头发会重新生长。

秋冬季节,一般人都有掉头发增多的现象。其主要原因是:经过一个夏季的紫外线照射,加之汗水浸泡,致使头皮血管收缩,头发营养供应不足。如果头发骤然成片地脱落,或者年轻人头发日见稀疏,就应该注意了。

头发的颜色

由于人的种族不同,头发也是"五颜六色"的。从外观看,头发可分为黑、红、棕、黄、绿等色。亚洲人多为黑发;非洲人多为漆黑发,欧洲白种人多为金黄发,美洲印第安人多为红发。研究发现,头发的颜色和头发里面所含的金属元素种类有密切关系。黑发含有等量铜和铁;金黄发含有钛;赤褐发含有钼;红棕发除含有铜外,还含有钴;绿发则含有过多的铜。第三世界中非洲一些国家,有些孩子的头发是红色的，这是严重缺乏蛋白质造成的。因此，头发的颜色，不仅和种族有关，也和身体健康状况有关。

我国人民的头发一般是黑色，到了老年逐渐变白，这是自然规律。青少年出现了白发，叫"少白头"，原因至今没有弄清。不过，一般认为白发与精神紧张有一定的关系。长期精神紧张，忧虑过度，可使供应毛发营养的血管发生痉挛而不能充足供送营养，致使毛乳头制造黑色素的功能发生障碍，引起少白头。医学家根据长期观察，还认为少白头的发生，除了精神紧张外，缺乏维生素也是一个重要原因。维生素H、维生素B_1、维生素B_2、维生素B_6、烟酸、胡萝卜素、多巴等物质，对黑色素的生成与代谢有着重要作用。人体如果长期缺乏这些物质，就可能使黑发变白。近些年还有些人认为，人体内缺乏微量元素铜时，黑发也会变白。患有肺结核、伤寒、恶性贫血、甲状腺功能亢进等疾病，造成营养缺乏，健康水平下降，或者内分泌功能失调，也都可能干扰或破坏毛乳头制造黑色素的功能，减少黑色素生成而产生白发。对少白头来说，找出原因、对症治疗，情况可以好转。

怎样保护头发

首先，要找出影响头发生长的因素，如有慢性病，要积极治疗。其次，生活要有规律，积极参加体育活动，保持精神愉快；加强营养，及时补充蛋白质、维生素和碘，少吃油质及刺激性食物和甜食。第三，要注意护理头发，洗头不宜过勤。至于多少天洗一次，要根据具体情况而定。头皮油多的，容易脏，应该勤洗；比较干燥的，可每周洗一次。每次洗头时间不宜过长，最好用软性水洗，水温不宜太高。如能在漂洗头发的水中加点儿食醋(每升水加一汤匙)，可以使头发柔软蓬松，增加光泽。洗头时，不要乱抓，应顺着头发生长的方向梳洗。洗完后，要用清水冲洗，自然晾干。梳理时，用力均匀，以免头发折断。冬季，要注意保暖；夏季，避免暴晒。

（范正祥）

菌儿自传

我的名称

这一篇文章，是我老老实实的自述，请一位曾直接和我见过几面的人记录下来的。

我自己不会写字，写出来，就是蚂蚁也看不见。

我也不曾说话，就是有一点儿声音，恐怕苍蝇也听不到。

那么，这位记录的人，怎样接收我心里所要说的话呢？

那是暂时的一种秘密，恕我不公开吧。

闲话少讲，且说我为什么自称菌儿。

我原想取名为微子。可惜，中国的古人，已经用过"微子"这名字；而且我嫌"子"字有点儿大人气，不如"儿"字谦卑。

自古中国的皇帝，都称为"天子"。这明明是要挟老天爷的声名架子，以号召群众，使小百姓们吓得不敢抬头。古来的圣贤名哲，又都好称为"子"，什么老子、庄子、孔子、孟子……"子"字未免太名贵了，太大模大样了，不如"儿"字来得小巧而逼真。

我的身躯，永远是那么幼小。人家由一粒"细胞"出身，能积成几千、几万、几万万。细胞变成一根青草、一棵白菜、一株挂满绿叶的大树，或变成一条蚯蚓、一只蜜蜂、一条大狗、一头大牛，乃至于大象、大鲸，看得见，摸得着。我呢，也是由一粒细胞出身，虽然分得格外快、格外多，但只恨它们不争气、不团结，所以变来变去，总是那般一盘散沙似的，孤单单的，一颗一颗，又短又细又寒酸。惭愧惭愧，因此今日自命做"菌儿"。为"儿"的原因，是因为小。

至于"菌"字的来历，实在很复杂、很渺茫。屈原所作《离骚》中，有这么一句："杂申椒与菌桂兮，岂惟纫夫蕙茝(chǎi)。"这里的"菌"，是指一种香木。这位失意的屈先生，拿它来比喻贤者，以讽刺楚王。我的老祖宗，有没有那样清高，那样香气熏人，已无从查考了。

不过，现代科学家都已承认，菌是生物中之一大类。菌族菌种，很多很杂；菌子菌孙，布满地球。你们人类所最熟识者，就是煮菜煮面所用的蘑菇、香蕈之类，那些像小纸伞似的东西，黑圆圆的盖，硬短短的柄，实是我们菌族里的大汉。当心呀！勿因味美而忘毒，那大菌，有的很不好惹，会毒死你们贪吃的人呀。

至于我，我是菌族里最小最小、最轻最轻的一种。小得使你们肉眼看得见灰尘的纷飞，看不见我们也夹在里面飘游。轻得我们好几十万挂在苍蝇脚上，它也不觉得重。真的，我比苍蝇眼睛的千分之一还小，比一粒灰尘的百分之一还轻哩。

因此，自我的始祖一直传到现在，在生物界中，混了这几千万年，没有人知道有我。大的生物，都没有看见过我，都不知道我的存在。

不知道也罢，我也乐得过着逍遥自在的生活，没有人来搅扰。天晓得，后来，偏有一位异想天开的人，把我发现了，我的秘密就渐渐地泄露出来，从此事情就多了。

这消息传到众人耳朵里，大家都惊惶起来，觉得我比黑暗里的影子还可怕；然而，始终没有和我对面会见过，仍然觉得莫明其妙。恐怖中，总抱着半信半疑的态度。

"什么'微生虫'？没有这回事，自己受了风，所以肚子痛了。"

"哪里有什么病虫？这都是心火上冲，所以头上、脸上生出疖

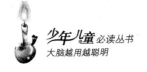

子、疔疮来了。"

"寄生虫就是有，也没有那么凑巧，就爬到人身上来。我看，你的病总是湿气太重的缘故。"这是我亲耳听见过3位中医对3位病家所说的话。我在旁暗暗地笑。

他们的传统观念，病不是风生，就是火起，不是火起，就是水涌上来的，而不知冥冥之中还有我在把持活动。

因为冥冥之中，他们看不见我，所以又疑云疑雨地叫道：

"有鬼，有鬼！有狐精，有妖怪！"

其实，哪里来的这些魔物，他们所指的，就是我，而我却不是鬼，也不是狐精，更不是妖怪。我是真真正正、明明白白的一种生物，一种最小最小的生物。

既然是生物，为什么和人类结下这样的深仇大恨，天天害人生病，时时暗杀人命呢？

说起来话长，我真是有冤难申啊。在这一篇自述里面，当然要分辩个明白。那是后话，暂且不提。

一般人没有亲眼见过我，所以关于我的身世，都是出于道听途说、传闻失真的。

虫、虫、虫——寄生虫、病虫、微生虫，都有一个字不对。我根本就不是动物的分支，当不起"虫"字这尊号。

称我为寄生物、微生物，好吗？太笼统了。配得起这两个名称的，又不止我这一种。

唤我做病毒吗？太没有生气了。我虽小，仍是有生命的啊。

病菌，对不对？那只是我的罪名。病并不是我的职业，只算是我非常时候的行动，真是对不起。

是了，是了，微菌是了，细菌是了。那固然是我的正名，却有点儿科学绅士气，不合于大众的口头语，而且还有点儿西洋气，把姓名都颠倒了。

菌是我的姓。我是菌中的一族，菌是植物中的一类。

"菌"字，口之上有草，口之内有禾，十足地表现出是植物中的植物。这是寄生植物的本色。

我是寄生植物中最小的儿子，所以自愿称做"菌儿"。你们如果有机缘和我见面，请不必大惊小怪，从容地和我打一个招呼，叫声"菌儿"好了。

我的籍贯

我们姓菌这一族，多少总不能和植物脱离关系罢。

植物是有地方性的，这是各地气候不同的缘故。热带的树木，移植到寒带去，多活不成。你们一见芭蕉、椰子的面，就知道是从南方来的。荔枝、龙眼的籍贯是广东与福建，谁也不能否认。

我菌儿却是地球通。不论地球上哪一个角落里，只要有一些儿水气和"有机物"，我都能生存。

我本是一个流浪者。

像西方的吉卜赛民族，流荡成性，四海为家。

像东方的游牧部落，逐着水草而迁移。

我又是大地上的清道夫，替大自然清除腐烂的东西，全地球都是我工作的区域。

我随着空气的动荡而上升。有一回，我正在天空4000米之上飘游，忽而遇见一位留着大胡子的科学家，驾着氢气球追寻我的踪迹。那时我身轻不能自主，被他收入一只玻璃瓶子里，带到他的实验室里去受罪了。

我又随着雨水的浸润而深入土中。但时时被大水所裹挟，被冲到江河湖沼里面去了。那里的水，我真嫌太淡、不够味，往往不能得

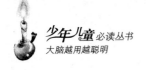

吃一饱。

犹幸我还抱着一个很大的希望：希望娘姨大姐、贫苦妇人，把我连水挑上去，淘米洗菜洗碗洗锅；希望农夫工人、劳动大众，把我一口气喝尽了，希望由各种不同的途径，到人类的肚肠里去。

人类的肚肠，是我的天堂，

在那儿，没有干焦冻饿的恐慌，

那儿只有吃不尽的食粮。

然而，事情往往不如料想的美满，这也只好怪我自己太不识相了，不安分守己，饱暖之后，又肆意捣毁人家肚肠的墙壁，于是乱子就闹大了。那个人的肚子，觉着一阵阵的痛，就要吞服蓖麻油之类的泻药，或用灌肠的手段，不是油滑，便是稀散，使我立足不定。这么一泻，就泻出肛门之外了。

从此我又颠沛流离，如逃难的灾民一般，幸而不至于饿死，辗转又回到土壤里。

初回到土壤的时候，一时寻不到食物，就吸收一些空气里的氮气，以图暂饱。有时又把这些氮气化成了硝酸盐，直接和豆科之类的植物换取别的养料。有时遇到了鸟兽或人的尸身，那是我的大造化，够我几个月乃至几年的享用了。

天晓得，20世纪以来，美国的生物学者，渐渐注意了伏于土壤中的我。有一次，被他们掘起来，拿去化验了。

我在化验室里听他们谈论我的来历。

有些人说，土壤是我的家乡。

有的以为我是水国里的居民。

有的认为我是空气中的浪子。

又有的称我是他们肚子里的老主顾。

各依各人的实验所得而报告。

其实，不但人类的肚子是我的大菜馆，人身上哪一块不干净，哪一块有裂痕伤口，那里便是我的酒楼茶店。一切生物的身体，不论是热血或冷血的，也都是我求食借宿的地方。只要环境不太干、不太热，我都可以生存下去。

干莫过于沙漠，那里我是不愿去的。埃及古代帝王的尸体，所以能保藏至今而不坏者，也就因为我不能进去的缘故。干之外再加上防腐剂，我就万万不敢光临了。

热到了60℃以上，我就渐渐没了生气；到了100℃的沸点，我就没有生望了。我最喜欢的是暖血动物的体温，那是在37℃左右。

热带的区域，既潮湿，又温暖，所以我在那里最惬意、最适宜。因此，又有人认为我的籍贯，大约是在热带吧。

世界各国人口的疾病和死亡率，据说以中国与印度为最高。于是，众人的目光又集中在我的身上了，以为我不是中国籍，便是印度籍。

最后，有一位欧洲的科学家说我应属于荷兰籍。

说这话的人以为，在17世纪以前，人类始终没有看见过我，后来发现我的地方，却在荷兰德尔夫市政府一位看门老头子的家里。

这件事情发生于公元1675年。

这位看门先生是制造显微镜的能手。他所制造的显微镜都是单片镜头，并不像现代的复式显微镜那么笨重而复杂，而他那些镜头的放大力，却也不弱于现代科学家所用的。我是亲尝过这些镜头的滋味的，所以知道得很清楚。

这老头儿，在空闲的时候，便找些小东西，如蚊子的眼睛、苍蝇的脑袋、臭虫的刺、跳蚤的脚、植物的种子，乃至于自己身上的皮屑之类，放在镜头下聚精会神地看。那时我也杂在里面，有好几次都险些被他看出来了。

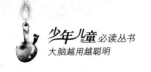

但是，不久，我终于被他发现了。

有一天，是雨天吧，我就在一小滴雨水里面游泳。谁想到这一滴雨水，就被他寻去放在显微镜下看了。

他看见了我在水中活动的影子，就惊奇起来，以为我是从天而降的小动物。他看了又看，有些疯狂。

又有一次，他异想天开，把自己的齿垢刮下一点点来细看。这一看非同小可，我的原形都现于他的眼前了。原来，我时时都伏在那齿缝里面，想分吃一点儿"入口货"。这一次是我的大不幸，竟被他捉住了，使我族几千万年以来的秘密，一朝泄漏于人间。

我在显微镜底下，东躲西藏，没处藏身。他眼也看红了，我的身体也变硬了。显微镜的镜片上，映出他那如火如电的目光，着实可怕。

后来，他还将我画出图形，写了一封长长的信，报告给伦敦"英国皇家学会"。不久，消息就传遍了全欧洲。所以，至今欧洲的人，还有以为我是荷兰籍的。误认为发现我的地点就是我的发祥地。

老实说，我是这边住住、那边逛逛，飘飘然而来，渺渺然而去，四海为家，行踪无定，籍贯实在有些决定不了。

然而，我也不以此为憾。鲁迅笔下的阿Q，那种大模大样的乡下人，籍贯尚且有些渺茫，何况我这小小的生物，素来不大为人们所注意的，又哪里有记载可寻、历史可据呢！

不过，我既是造物主的作品之一，生物中的小玲珑，自然也有个根源，绝不是无中生有、半空中跳出来的。那么，我的籍贯，也许可以从生物的起源这个问题上寻出端倪来吧。但这个问题并不是一时所能解决的。

我的家庭生活

我正在水中浮沉、空中飘零，

听着欢腾腾一片生命的呼声，

欢腾腾赞美自然的歌声；

忽然飞起了一阵尘埃，

携着枪箭的人类陡然而来。

生物都如惊弓之鸟四散了，

逃得稍慢的，都一一遭难了。

有的做了刀下之鬼，有的受了重伤，

有的做了终身的奴隶，有的饱了饥肠。

大地上遍布呻吟挣扎的喊声，

一阵阵叫我不忍卒听的哀鸣，

我于是也落荒而走。

我因为短小精悍，容易逃过人眼，就悄悄地度过了好几万载。虽然在17世纪的临了，被发觉过一次，幸而当时欧洲的学者，都当我是科学的小玩意，只在显微镜上瞪瞪眼，不认真追究我的行踪，也就没有什么过不去的事了。

又挨过了两世纪的辰光，法国出了一位怪学究，毫不客气地疑惑我是疾病的元凶，要彻底清查我的罪状。

无奈呀，我终于被囚了！

被囚入那无情的玻璃小塔里！

我看着他那满面又粗又长的胡子，真是又惊又恨，自忖，我的末日到了。

也许因为我的种子繁多，不易杀尽，也许因为杀尽了我，断了线

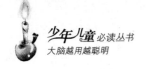

索，扫不清我的余党，于是，他暂养着我这可怜的薄命，在实验室的玻璃小塔里。

在玻璃之塔里，气候是和暖的，食物也源源不断地供给，有如此便利的条件，一向流浪惯了的我，顿时觉得安定了。从初进塔门到如今，足足混了六十余年的光阴。这一段生活，从好处着想，就算是我的家庭生活吧。

家庭生活是和流浪生活相对而言的。

然而，这玻璃小塔于我，仿佛也似笼之于鸟、瓶之于花，是牢狱的家庭、家庭的牢狱，有时竟是坟墓了。真是上了科学先生的当。

虽说上当，毕竟还有一线光明在前面，也许人类和我的误会，就由这里而近于谅解了。

> 把牢狱当做家庭，
>
> 把怨恨当成爱怜，
>
> 把误会化为同情，
>
> 对付人类只有这办法。

这玻璃小塔，是亮晶晶、透明的，一尘不染，强酸不化，烈火不攻，水泄不通，只有塔顶那圆圆的天窗，可以通气，又塞上了棉花。

说也奇怪，这塔口的棉花塞，虽有无数细孔，气体可以来往自如，却像《封神演义》里的天罗地网、《三国演义》里的八阵图，任凭我有何等通天的本领，一冲进里面，就绊倒了，迷了路，无论如何也逃不出去。所以，看守我的人是很放心的。

过惯了户外生活的我，对于实验室中的气温，本来觉着很舒适。但有时刚从人畜的体内游历一番，回来就嫌太冷了。

于是，实验室里的人，又特地为我盖了一间暖房。那房中的温度和人的体温永远一样，门口装有一只按时计温的电表。表针一离了37℃的常温，看守的人就来拨动拨动、调理调理，总怕我受冷。

记得有一回，胡子科学先生的一个徒弟，带我下乡去考察，还将这玻璃小塔密密地包了，存入内衣的小袋袋里，用他的体温暖我，总怕我受凉。

科学先生给我预备的食粮，花样众多。大概他们想试探我爱吃什么，就配了什么汤、什么膏，如牛心汤、羊脑汤、糖膏、血膏之类。还有一种海草，叫做"琼脂"，是常用做底子的，那我是吃不动的，摆着做样子，好看一些罢了。

他们又怕不合我的胃口，加了盐，又加了酸，煮了又滤，滤了又煮，消毒了又消毒，有时还掺入或红或蓝的色料，真是处处周到。

我是著名的吃血小霸王，但我嫌那生血的气焰太旺，死血的质地太硬，我最爱那半生半熟的血。于是，实验室里的大司务，又将那鲜红的血膏，放在不太热的热水里烫，烫成了美丽的巧克力色。这是我最精美的食品。

有一回，他们竟送来了一种又苦又辛的药汤给我吃，据说是为了检查我身体的化学结构而预备的。那药汤是由各种单纯的、无机和有机的化合物而且是细胞必需喝的十大元素配制而成的。

那十大元素是一切生物细胞的共有物，碳为主，氢、氧、氮次之，钾、钙、镁、铁又其次，磷和硫居后。

我的无数菌众伙伴，各有癖好：有的爱吃有机之碳，如淀粉之类；有的爱吃无机之碳，如二氧化碳、碳酸盐之类；有的爱吃蛋白质之氮；有的爱吃阿摩尼亚之氮；有的爱吃亚硝酸盐之氮；有的爱吃硫；有的爱吃铁。于是，科学先生各依所好，酌量增加或减少各元素的成分，因此那药汤也就不大难吃了。

我的呼吸也有些特别。在平时固然尽量地吸收空气中的氧，有

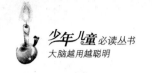

时却嫌它的刺激性太大，氧化力太强了，常常躲在低气压的角落里，暂避它的锋芒。在黑暗潮湿的地方，我繁殖最快，所以，一件东西要腐烂，都从底下烂起。又有时我竟完全拒绝氧的输入了，原因是我自己的细胞会从食料中抽取氧的成分，而且来得简便，在外面氧的压力下，反而不能存活；生物中不需空气而能自力生存的，恐怕只有我那一群"厌氧"的孩子了。

不幸，这又给饲养我的人添上一件麻烦了。

我的食量无限大，一见了可吃的东西，就吃个不停，吃完了才罢休。一头大象或大鲸的尸身，若任我吃，不怕花去五年十载的工夫，也要吃得精光。大地上一切动植物的尸体，都是我这小小的菌儿给收拾干净的。

何况这小小玻璃之塔里的食粮，是极有限的。于是，又忙了亲爱的科学先生。他们用白金丝挑了我，搬来搬去，费去了不少亮晶晶的玻璃小塔、不少的棉花、不少的汤和膏，三日一换，五日一移，只怕我绝食。

最后，他们想了一条妙计，请我到冰箱里去住了。受冰点以下更冷的寒气的包围，我的细胞有时就缩成了一小丸，没有消耗，也无须饮食，可经数月、数年而饿不死。这秘密，不知何时也被他们探明了。

在冰箱里，像是我的冬眠。这不按四时季节的冬眠，随着看守者的高兴，又不是出于我的自愿，他们省了财力，累我受冻饿。受了冻饿，我觉得有点儿冤屈。

我对于寒冷的感觉，和我的年纪也有关系，年纪愈轻愈怕冷，愈老愈不怕。这和人类的体质恰恰相反。

从前胡子科学先生和他的徒弟们都以为我有不老的精神、永生的力量，说我每20分钟就变做两个，8小时之后就变成亿万个，24小时之后，那子子孙孙就难以形容了，岂不是不久就要占满了全地球吗？

现在，胡子先生已不在人世，他的徒子徒孙对于我的观感，有些不同了。

他们说，我的生活也可以分做少、壮、老3期，这是根据营养的盛衰、生殖的迟速、身材的大小、结构的繁简而定的。

最近，有人提出我的婚姻问题了。我这小小家庭里面，也有夫妻之别、男女之分吧？这问题，难倒科学先生了。有的说，我在无性的分裂生殖以外，还有有性的交合生殖。他们眼都看花了，意见还不一致。我也不便直说了。

科学先生的苦心如此，我在他们的娇养之下，无忧无虑，不愁衣食，也"乐不思蜀"了。

但是，他们翻了脸，就要提我去审问，这家庭就宣告破产而变成牢狱了，唉！

（高士其）

是谁创造了人

很久很久以前，宗教家就创造了"上帝创造人"的说法。假如有人问：人类是怎样起源的?宗教家就会说：有一种超自然的力量——神(或者叫做上帝)创造了男女，创造了各式各样的人：有统治人、奴役人的人，有被人统治、被人奴役的人，有富贵贫贱不同等级的人。所有这些人都是上帝按照他的意志创造出来的。

古代人对于自然界的知识很缺乏，不能正确地解答人类起源的谜，所以，这种荒谬的"神话"得以广泛地流传，代替了科学的解释。

同时，这种"上帝创造人"的说法是有利于阶级社会里的统治阶级的。为了巩固他们的特权和利益，这些统治阶级就竭力维护和宣扬这种说法，使它深入人心，在社会上产生了很大的影响。

随着社会的发展，人类的科学知识日趋发达，这些荒谬的说法就开始动摇起来。到了19世纪初年，人类的生物学知识增加了。法国生物学家拉马克(1744~1829年)发表《动物学的哲学》一书(1809年)，说明了动物进化的情形。他认为高等动物是由低等动物按等级创造发展而来的，人类是由古代的猿类发展而来的。拉马克的学说，遭到宗教家和统治阶级的狠毒的攻击和反动学者的排斥。拉氏到了晚年，双目失明，穷困而死。

过了约半个世纪，人类对于自然界的知识更加丰富了。英国著名生物学家达尔文发表了生物进化的学说。他根据实际的观察，用科学证据解释了生物怎样由低级发展到高级，也解释了古代的猿猴怎样演变成为现代的人类。达尔文所创立的学说和所列举的科学证据，彻底地粉碎了宗教家"上帝创造人"和万物永恒不变的谰言。

不久之后，我们无产阶级的伟大导师恩格斯指出达尔文关于生物进化和人类起源的学说的重大成就；同时也指出达尔文学说中错误的部分，说他受了资产阶级思想的束缚，不能充分发挥科学的理论，因而将人类起源的原因解释错了。恩格斯以历史唯物主义的观点，正确地解释了人类起源的原因，建立了"劳动创造人"的理论。他指出，人类和其他动物不同，是由于"劳动"的结果，劳动在从猿到人转变过程中起着决定性作用。以后，全世界陆续发现了许多人类化石，经过研究，证实了恩格斯论断的正确。

人类从古猿发展而来的学说，在各种学科都得到充分的证明。我们可以分别从几方面来讲：

一、胚胎学和解剖学上的证明

人和猿在母体内的胚胎时期，和胎儿发育的3个阶段完全相同。只是在胎儿发育的最后阶段，人和猿的特征才显示出来，才能分别出这两种动物的不同。

现代的人和猿，在骨骼、筋肉、血管、神经系统、呼吸和消化器官的形状和组织上，都有很多相同之点。甚至血型也大致相同。此外，猿也可以用面部的肌肉表现内心的情感，例如恐惧和喜怒等等。

这些情形，可以证明现代人和猿有着最亲密的血缘关系，是由同一个祖先——古猿发展而成的不同的两支"兄弟"。

二、古生物学上的证明

最近几十年中，在亚洲、欧洲和非洲，很多地方都有人类化石的发现。到现在，我们已经找到由古猿发展成为现代人这一过程中的代表性化石。这一系列的人类化石说明了古猿发展成为现代人的各

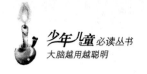
个阶段的情况，用实物证实了人类起源于古猿和"劳动创造人"的理论。

三、考古学上的证明

人类和其他动物不同的地方，是人类能够制造和使用工具，也就是人类能够劳动，能够在自然界争取生活资料，不像其他动物一样完全等待自然界的赐予。但是，人类的工具不是短时期发明出来的，由简单到复杂，由天然生成的石质原料到人工冶炼的金属，这中间是经过了悠长的时期的。近几十年来，原始人类使用的工具发现得很多，证明人类劳动工具的发展和人类体质形态的发展，是紧密联系着的。这也可以证明恩格斯"劳动创造人"的理论的正确。

（裴文中）

烟——吸进去害己，呼出来害人

吸烟对健康造成危害，经过多年反复宣传教育，广大群众，特别是城镇居民均有所知。长期吸烟，首先侵害的是呼吸系统，引起肺癌、慢性支气管炎、肺气肿和肺心病，还可能引发口腔、咽喉、食道、胰腺、膀胱及肾脏、泌尿系统等癌肿，它还是诱发冠心病、脑血管病、主动脉瘤、末稍动脉硬化病的病因，也与溃疡病的发病有关。所以说，吸烟危害自己，就是慢性自杀，并不是吓人的话。

吸烟者吸烟后呼出来的及燃烧着的卷烟释放出的烟草烟雾，污染了环境中的空气，称为环境中的烟草烟雾。在闭合的室内环境里，吸烟者和不吸烟者在一起，吸烟者是主动吸烟者，而不吸烟者不自愿地吸入环境中的烟草烟雾，是被动吸烟者。平日生活中不吸烟者接触环境中的烟草烟雾，就会因黏膜受到刺激而流泪、咽干、咳嗽、胸闷，久了，甚至会感到头晕脑涨，这是被动吸烟的急性或短期反应。长期吸入环境中的烟草烟雾，就同主动吸烟一样对健康产生危害，也会引起主动吸烟可能患的疾病。例如，父母中一人或二人都吸烟，他们幼小的子女呼吸道感染、支气管炎、肺炎的患病率比父母不吸烟者的幼小子女高。日本学者还发现丈夫吸烟每日20支，他的不吸烟的妻子患肺癌的危险比丈夫不吸烟的妻子高约2倍。这个观察已得到许多英美学者的证实。我国的第四军医大学，观察到丈夫吸烟是不吸烟的妻子患冠心病的原因之一。

美国环境保护署把环境中的烟草烟雾定为已知15种甲级致癌

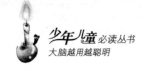

物之一，并得到世界卫生组织、英国皇家医学会的赞同。美国食物与药品管理局向克林顿总统写信说：因烟草中的尼古丁是会上瘾的药物，所以建议把烟草制品作为药物管制起来。建议的语调是温和的，其目的在于保护青少年。信中建议禁止自动售烟机，限制针对青少年的烟草广告。克林顿对此建议表示支持，并将建议公布，广泛征求公众意见。为了保护不吸烟者有吸入新鲜空气的权利，免受被动吸烟之害，美国、加拿大等国家建立了不吸烟者权利协会，争取国家及地区制定在公共场所、工作地点及公共交通工具上禁止吸烟的立法。

在我国，苏州市1993年在国内首先提出禁止在公共场所吸烟暂行规定后，上海、沈阳、武汉等市人民政府相继做出同样规定。到现在，已有70多个地级以上大中城市的人民政府，公布了禁止在公共场所吸烟的规定。

北京市第十届人民代表大会三次会议上，有280名代表提出16件议案，要求制定在公共场所禁止吸烟的地方性法规。提案人数占出席代表总数的40%左右，反映了广大人民的共同要求。1995年12月21日，北京市人大常委会通过了"禁止在公共场所吸烟"的地方性法规，并于1996年5月15日起执行。这是北京市继"禁放烟花爆竹"、"限养家犬"两个地方法规公布执行后，走向文明城市的第三个法规。吸烟涉及人数多，亦是移风易俗、建立文明生活方式的大事，执行起来难度较大。执行前，有必要进行广泛的教育宣传，提高对主动及被动吸烟危害健康的认识，使禁止公共场所吸烟规定的内容家喻户晓。通过提高广大群众对烟草危害健康的认识、公德意识、法制意识，来模范地执行这个新法规，为把首都建成世界文明城市做出贡献。

（翁心植）

花儿为什么这样红

　　花朵的红色是热情的色彩，它强烈、奔放、激动，令人精神振奋。红紫烂漫的春天，活力充沛，生气蓬勃。"花儿为什么这样红？"是我们对它的赞叹和歌颂，同时也不妨对它做一科学的解释。

　　花儿为什么这样红？首先有它的物质基础。不论是红花还是红叶，它们的细胞液里都含有由葡萄糖变成的花青素。当它是酸性的时候，呈现红色；酸性愈强，颜色愈红。当它是碱性的时候，呈现蓝色；碱性较强，成为蓝黑色，如墨菊、黑牡丹等都是。而当它是中性的时候，则是紫色。万紫千红，红蓝交辉，都是花青素在不同的酸碱反应中所显示出来的。

　　还有"战地黄花分外香"的菊花，"金英翠萼带春寒"的迎春花，都呈黄色。菊科植物除了黄花以外，还多橙色的花。橙色与柑橘、南瓜等果实的颜色相似，而最典型的是胡萝卜，所以表现这种色彩的色素，就被称为胡萝卜素。

　　至于白花，那是因为细胞液里不含色素的缘故。有些白花，例如菊花，萎谢之前微染红色，表示它这时也含有少量的花青素了。变色的一个特殊例子是添色木芙蓉，早晨初开白色，中午淡红，下午深红，一日三变，愈开愈美丽。又如八仙花，初开白色微绿，经过几天，变成淡红，或带微蓝，它不像添色木芙蓉那样朝开暮落。至于一般的花，大都初开时浓艳，逐渐淡褪。

　　花儿为什么这样红？还需要用物理学原理来解释。太阳光经过三棱镜或水滴的折射，会分成红、橙、黄、绿、青、蓝、紫7种颜色。这7

73

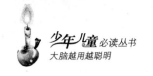
种颜色的光波长短不同，红光波长，紫光波短。酸性的花青素会把红色的长光波反射出来，送到我们的眼帘，我们便感觉到是鲜艳的红花。同样，中性的花青素反射紫色的光波，碱性的花青素反射蓝色的光波，胡萝卜素有不同的成分，便分别反射黄色光波或橙色光波。白花不含色素，但组织里面含有空气，会把光波全部反射出来。有的花瓣，表面有较多的细微而排列整齐的玻璃球似的突起，看起来好像丝绒，能够像金刚石那样强烈地反射光线，色彩就更为鲜艳，如某些月季花就是。

花儿为什么这样红？还有它生理上的需要。光波长短不同，所含热量也不同：红、橙、黄光波长，含热量多；蓝、紫光波短，含热量少。花的组织，尤其是花瓣，一般比较柔嫩。在野生状态下，红、橙、黄花生长在阳光强烈的地方，反射了含热量多的长光波，不致引起灼伤，有保护的作用。蓝花生长在树林下、草丛间，反射短光波，吸收微弱的含热量多的长光波，对它的生理作用有利。白花多阴性植物，有些夜间开放，反射了全部的光波，是另一种适应措施。自然界少有黑色的花，只有少数的花偶然有黑色的斑点。因为黑色吸收全部的光波，热量过多，容易受到伤害。

花儿为什么这样红？从进化的观点来考查，它有一个发展的过程。裸子植物的花是原始的形态，都带绿色，花药和花粉则呈黄色。在光谱里面，与绿色邻接的，长波一端是黄、橙和红，短波一端是青、蓝和紫。我们可以说，花色以绿色为起点，向长波一端发展，由黄而橙而红；向短波一端发展，是蓝色和紫色。其中以红色为最鲜艳、最耀眼。

花儿为什么这样红？从达尔文的自然选择学说来看，昆虫起到了重要的作用。亿万年前，裸子植物在地球上出现的时候，昆虫还不多，花色素淡，传粉授精，依靠风力，全部是风媒花。后来出现了被子植物，昆虫也繁衍起来。被子植物的花有了花被，更分化为萼和花冠

(花被和花冠通称花瓣)。花瓣不再是绿色,而是比较显眼的黄色、白色或其他颜色。形状也大了,有的生有蜜腺,分泌蜜汁,有的散发芳香,这就成为虫媒花。"蜂争粉蕊蝶分香",昆虫给花完成传粉授精的作用。

昆虫采蜜传粉,有一特殊的习性,就是经常只采访同一种植物的花朵。这个习性有利于保证同一种植物间的异花传粉,繁殖后代。这样可以固定种的特征,包括花的颜色。我们可以设想,假如当初有一种植物,花色微红,由于其中红色比较显著的花朵,容易受到昆虫的注意,获得传粉的机会较多,经过无数代的选择,在悠长的岁月中,昆虫就给这种植物创造出纯一、显著、鲜艳的红色花朵。昆虫参与自然选择的作用,造成各种不同的植物,也造成各种不同的花色。

花儿为什么这样红?最后要归功于人工选择。自然选择进程缓慢,需要很长的时间才能显示它的作用。人工选择大大加快进程,能够在较短的时间内取得显著成果。例如牡丹,由自然选择费了亿万年造成的野生原种,花是单瓣的,花色也只有粉红的一种。经过人工栽培,仅就北宋中叶(11世纪)那一个时期来说吧,几十年工夫,就创造出多叶、千叶(重瓣)、楼子(花心突起)、并蒂等深红、肉红、紫色、墨紫、黄色、白色等几十个品种。再如大丽花,原产墨西哥,只有8个红色花瓣。自从美洲发现以后,才开始人工栽培,现在已有上千种形状、颜色不同的品种。又如虞美人,经过培养,已有红、黄、橙、白各种颜色,却从来没有出现过蓝色。19世纪末,美国著名园艺育种家布尔班克,发现一株花瓣上好似有一层烟雾的虞美人,特意培养。到20世纪初,便育成了各种深浅不同的蓝色虞美人,为花卉园艺增添了新的品种。

(贾祖璋)

花的抒情

谁说春光老去、花事阑珊?你瞧,公园里的花坛上,紫色的虞美人,大红的芍药,黄的鸡冠,橙色的大丽,白的铃兰,五彩缤纷的唐菖蒲、金鱼草、石竹、凤仙……不是正在热热闹闹地开放,争向人们献媚吗?人们常常会情不自禁地为它们的美丽所迷住,甚至流连忘返。

我最爱那亭亭玉立的荷花,特别是它的清香,伴着微风阵阵吹来,让人暑气顿消,精神为之一快!那娇艳的大丽,也缠绵得令人寸步难移,它那经月不凋的重瓣,紫的、红的、黄的……是那样地婀娜多姿!

谁说花不解语?你端详它,它羞答答地低垂了头。你品评它,它仿佛在向你会心地微笑。你离开它,它斜着身子似乎还感到依依不舍呢。这不由得使我记起唐代大诗人白居易的"家家习为俗,人人迷不悟"这一有名的诗句来,并仿佛看到了古代洛阳、苏州、成都那如锦如绣的花市热闹情景。

中华民族素有爱花的美好传统。一年一度的广州花市、成都花会,始终是人们神往的。但在"四人帮"专横时期,种花赏花被污蔑为资产阶级遗老遗少的玩艺,花坛与文坛同遭摧残,不少名花奇卉被弄得荡然无存。流毒所至,连姑娘们穿花衣服也不敢了。整整十年,落红无数。直到粉碎了"四人帮",花坛与文坛的鲜花才又同时重新怒放,人们也才能重新领略花山人海那通宵达旦的花市、花会胜景。

外国民族也大致有爱花这一传统。13世纪的意大利诗人但丁在《神曲》里写道："我匆匆走着，但一看到花，脚步就慢下来了。"古希腊和法国，据说还最早兴起了花圈和花束。许多国家都广泛流传着花的传说和与花有关的有趣的风俗习惯。而在当今各国人民之间，花，又往往成了友好的象征。1973年，已故美国飞行员欣斯德尔的夫人和女儿访问我国时，就赠给周总理一株和平玫瑰，祝愿中美两国人民的友谊永固长在。1978年，我国领导人访问南斯拉夫。当他和铁托总统乘坐的敞篷汽车驶过贝尔格莱德街头时，居民们像潮水般一拥而上，向他们抛掷了艳美的石竹花，以表示对中南友谊的热烈支持。邓副主席出访东南亚的时候，泰国总理向他敬赠了荷花，以象征中泰友谊像荷花那样，年年清香扑鼻。

古今中外，花已成为人类精神生活中不可或缺的因素。如果你稍稍观察一下，就会发现，在我们的生活中，用的、穿的、住的，甚至吃的，几乎无不与美丽的花朵相联系。

当你欣赏这些仪态万千的花朵时，可曾用科学的观点了解到，所有这些形形色色的花朵，只不过是一些带有生殖作用的茎叶的特殊变态而已。各种花原来只不过有一两个野生的祖先，经过若干世代的杂交、选育，累积变异，才有今天洋洋大观的品种。例如牡丹，欧阳修《洛阳牡丹记》记有40余种，《花镜》载有131种，《群芳谱》记载达183种。玫瑰的品种更多，据统计已有一千多种、七千多个变种。这都是人们为了满足自己的需要进行培育的结果。

另外，花朵又是怎样开放的呢?对于这个问题，20世纪60年代，各学派植物生理学家曾提出一千二百多篇论文，各抒己见。虽然尚无定论，但多数比较倾向于这样一种解释：植物发育中，必须经过春化阶段和光照阶段，各阶段都需要温度、水分、养料、空气和阳光。在

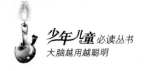

春化阶段，起着决定作用的是温度；在光照阶段，起决定作用的则不再是温度，而是光线了。但是，不同的植物，由于历史发展的条件不同，需要的温度和光线强度也不同。有的每天要求12小时以上的日照才开花结果，这叫长日照植物；有的需要日照少于12小时，这叫做短日照植物。当短日照或长日照植物获得各个阶段所需要的外界因素后，它们的叶子便产生光敏素，进一步又产生开花激素，通过细胞传送，来到茎端生长点，改变那专合成叶子蛋白质的核酸分子(DNA)的结构，成为专合成开花蛋白质的核酸分子的结构。于是，生长点便从只长叶子的营养生长，转变成只司开花及繁殖生长的花芽，于是，便现蕾开花了。

　　掌握植物这一客观规律，我们的生活中就能增添不少丰采。比如，我们可以用人工遮光的方法，强迫秋冬开花的短日照植物在夏天开花。自1959年以来，每年庆祝五一节时，我们培育的菊花就这样兴高采烈地开放了。反过来，我们也可以在暗室内用灯光照射的方法，使夏天开花的植物在秋冬开花。这样，我们虽身处寒冬，却犹似置身在春夏。我们还可以把昼夜倒过来，叫昙花在白天开放。当昙花花蕾只有7厘米左右长时，白天把它放在暗室里，由晚上8时到清晨6时半许，用白天的光度照着它。1周后，爱花者就能在日间观赏到昙花一现了。同样，我们还可以使南方名花北国开，使那儿的人民在欣赏之余，犹如置身在花木四时春的江南水乡。记得上海人民公园举行的一次百花展览会上，258种四季花卉同时在夏天争妍斗艳。这正是我们的育花工作者掌握并利用了这一规律的结果。

　　掌握了植物开花的这一规律，人们还可以利用它做出许多神妙而有意义的事情。比如，自然界中的许多花本来就是不同季节开的，即使在同一天吧，也往往不同时刻。据说，一种很像蒲公英的黄色婆罗门参开花最早，常常在雄鸡报晓时分(早晨3~5时)就开放了。早晨

6点钟，牵牛、野蔷薇、蒲公英、石竹、芙蓉，开始舒展它们的花瓣；芍药要7时才开花。8点钟过后，雪白的荷花露出笑脸，龙吐珠也在此时从白嘴里把红珠中的5枚红蕊吐出来。随后是紫牵牛在篱笆上绽开，那时已是上午9~10点。在此以后，午时花在正午开放；万寿菊在下午3时开放；紫茉莉在下午5时开放；下午6时后，茉莉花、夜来香、剪夏罗、秋海棠、玉兰才相偕破颜而笑。晚上8~9点钟，我们才有福分看到昙花一现。当你了解这些花什么时候开、什么时候谢，你就可以按照花开花谢的时间，按照时钟的时数位置，在地上造个"花钟"。1个多月后，这个有生命的、吐香的时钟，便会给你报以时刻。

花朵不仅提供我们色、香、美的享受，也常常是很好的经济来源。不少花可以作为香料、药剂，有的还可以制茶、酿酒、做菜。把茉莉花或白兰花，混在茶叶里焙干，便成了上好的花茶。那些清香扑鼻的菊花茶、野蔷薇露，更是难得的清凉饮料。节日中的蔬菜"上品"金花菜(俗称针菜)清甜、脆嫩，吃了还可以平血压。用玉兰花瓣揉面加麻油煎食，早已被《花镜》所推荐。那百草之英的郁金香，可以酿酒；桂花经糖渍，是受人欢迎的糕饼馅。早在宋代，就有人把芙蓉花和豆腐共煮，红白相错，宛如雪后的彩霞，故有"雪霁羹"的美名。阴干的芙蓉花做药料，服后有清肺、凉血、散热、解毒之功。近年来更发现从向日葵花中提取的物质，可代替奎宁医治疟疾。白凤仙花浸酒饮用，可以调经；雪白的铃兰花浸剂，是治心脏病的有效药品。矢车菊的花是眼炎的洗涤剂；三色堇花是治瘰疬的圣药；饮了菩提花的汤汁，能发汗治感冒，早已成为中外医界人士的共识。

在古代，花卉最初是被用来提取色素做颜料用的。人们从锦葵和飞帘的花中得到红色，从飞燕草、矢车菊的花中取得蓝色，从曼陀罗的花中取得绿色，从木犀草花中取得黄色。五代时，一度传为美谈的孟蜀后的芙蓉帐，就是用芙蓉花的色素染成的。近代，虽然化学

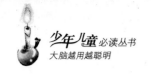

大师们已经能借着各种物质的变化制成永不退色的活性染料，但用花朵提炼颜料仍然没有失去它的全部价值。

　　不少花朵还可以提炼名贵的香精油。我国目前生产的数十种香料，各种名花异卉就有不少功劳。用玫瑰花、丁香、含笑、白兰蒸馏出的香精油，溶解在酒精里，就成了馥郁的香水。最有名的要算由玫瑰花制成的玫瑰香油了，出油率只有万分之二三，制取1公斤香油就得用200万朵花卉，相当于500公斤玫瑰花的代价。因此，1两玫瑰油的价格，整整就是4两黄金。尽管昂贵，要制取1公斤香水，只需两滴玫瑰油，也就足够姑娘们香气绕身了。

　　花朵还有一些微妙的用处。1958年，曾有人用芍药花制成酸碱指示剂，其效能几乎与昂贵、稀少的酚酞等同。地质学家们还知道利用花朵发现深埋在地下的宝藏。他们在紫罗兰生长的地方找到了锌矿，在紫云英生长的地方发现了铀矿，在有野罂粟花的地方找到了铅矿。花朵的巧妙结构，更为设计师、建筑师、艺术家的艺术构思提供永无止境的启示，使他们在纺织、织锦、陶瓷、漆器图案的设计上展现出超人的艺术造诣，把我们的生活用品打扮、装潢得更加富丽堂皇。

　　亲爱的读者，通过人类的劳动，自然界既然长出这么多美丽的香花，你就不妨买个素色的花瓶，把你所喜爱的花束插上吧！黄、橙、红是象征热情的，蓝、绿、紫是显示幽静的，淡色和白色则介乎两者之间。请将它们配合插上吧！为了使花卉青春长驻，得先把花梗折断处烧焦后再插上。当花卉快枯萎时，再在花瓶水中加入几滴樟脑醇，花朵将重新鲜艳夺目。这样，在工作室或寝室里，你将感到置身在美丽的花丛中，精神将十分愉快，工作效率将有效地提高。你将能在四个现代化建设中，以更加饱满的激情，发挥最大的潜力，为祖国和世界人民创造出更多、更美好的精神财富和物质财富。

（莫如鲲）

淡竹叶赞

淡竹叶,学名白花紫露草。原产南美洲,是一种常绿多年生草本植物。北京地区温室栽培,常作盆景观赏。

前几年的一个秋天,有一位同志送给我一盆淡竹叶。小小的花盆里,长着一株小草,几片绿叶,十分可爱。

他告诉我,这种植物的栽培和管理都十分简便。我就漫不经心地把她放在室外的窗台上,有时看看她,浇点儿水。起初隔几天看一次,以后时间越隔越长。冬天来了,也没

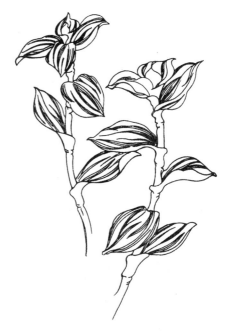

淡竹叶

有怎么管她。一次,刮了一夜大风,再去看看她,死了。我很懊悔,为什么不早点儿把她搬到室内来呢。

我不忍心扔掉她,照旧放在窗台上。完全出乎意料的是,第二年春天,她又长出了嫩芽。我欣喜异常,想起古人一首咏梅里的诗句:"万木冻欲折,孤根暖独回。"十分感叹淡竹叶也有梅花那样的品格。我想,这下子可应当好好地服侍她了。可是,实在没有什么多余的心力去管她。寒来暑往,如是生而又死,死而复生,经历了好几个冬春。书上说,这种紫露草冬季要求日光充足,温度不能低于10℃,否

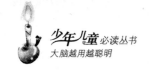
则会生长不良，甚至死亡。可是她死了数次，仍能复活。书上说，高温季节，最好把她放在阴凉通风处。我有时顾不上去移动，她在阳台上受烈日暴晒，也没有死。周围的一些盆花遭受病虫害时，她也未受侵袭。有一次，她枯死得只剩下一枝，且叶片萎缩。我把这一枝掐断了，插在盛满了水的瓶子里，不久，她又生气勃勃地长出了娇嫩的新叶，并在掐断处长出了茁壮的须根。

我望着她，简直望呆了。鲁迅说过，野蓟经了几乎致命的摧折，还要开一朵小花，这使托尔斯泰受了很大的感动，因此写出一篇小说来。这盆小小的淡竹叶，不畏严寒，不怕酷暑，几次枯死，几次复活，生命力如此顽强，不是也很令人感动吗？

这是一种室内观叶植物。她会开放出呈伞形花序的小白花，但更美丽的是叶片。她的茎匍匐生长，节处膨大。叶狭卵圆形，前端较尖，叶基部抱茎。初生时，叶面鲜绿、娇嫩、洁净，有光泽，非常可爱。叶面的颜色还会变化，她会由鲜绿渐渐地现出白色或黄白的条纹，纹色渐渐由模糊而鲜明，绿白相间或绿黄相间，如花似画，极为美观。可置于窗台，也可吊盆观赏。她能使你一年四季，感到室内春意盎然。

我观赏着她，常常心想，她奉献于人的是如此丰盛、美妙，而取之于人的却这样微薄：一小盆疏松的泥土，经常保持土壤湿润的一点点儿水，我从来没有施过肥。这又使我想到鲁迅自喻的话，人要像牛那样，吃下肚的是草，挤出来的是牛奶，是血。难道不能说淡竹叶也有这样的品格吗？

花草，是供人赏心悦目的。我养淡竹叶，不只是为了悦目，我所感受到的主要的是在于赏心、养性。我爱她的淡雅和秀丽，更爱她那顽强和高洁的品格。

（温济泽）

水果与鲜花的"活香"与 "死香"——你要哪一种

乍一看这个标题,使人感到莫名其妙,莫测高深。

究竟是什么意思呢?这得从水果与鲜花的香气谈起。当您在吃各种水果的时候,就会感受到各种不同的香味:香蕉的甜香,苹果的清香,柠檬的柑香,菠萝的蜜香……令人垂涎欲滴。鲜花亦如此,玫瑰的醉人甜润,茉莉的清幽馨馥,桂花的芬芳淡雅,同样令人爱不忍释。

为什么各种各样的鲜花、鲜果具有各种不同的香气呢?

原来,在大多数鲜花和鲜果之中含有一种油细胞,它是由几百种极为复杂的精油成分组成的。当它们挥发在空气之中时,人们就会闻到各种不同的香气和香味。经仔细辨别,可以发现生长着的果子、鲜花的香味跟采摘下来的香味并不完全相同,前者香气更为鲜灵飘逸。这或许正如我国俗语所说的"活色生香"吧!

多少年来,世界各国许多食品香味师、调香师及科学家们,一直在寻求水果和鲜花具有的、难以捉摸的"活"的香气和香味。一般人并不知道"活着的"水果和鲜花的天然芳香是怎样一回事,因为人们吃的水果和闻到的鲜花香气,实际上往往都是"死"的。当采摘果子或花朵时,跟植物连接着的"珠柄"一旦脱离,果子和花朵就顿时变为生物性"死亡",从而导致它们的香味或香气立即发生明显的

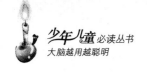
变化。

这是什么道理呢?以栀子花为例,经过科学家们对其微量香气的捕集和检测,惊讶地发现:当花朵的"珠柄"与有根的、活着的栀子花脱离时,在"活"花精油中含有的一种香气成分——苯甲酸甲脂就立即消失;在"死"花精油中却出现了原来没有的苯甲酸乙脂。而且,随着采下时间的推移,一种像橘子皮似的香气成分——苧烯却愈来愈多。看来,这就是"死"香气之所以远不及"活"香气的主要原因。

如今,那些食品香味师和调香师们根据研究所获得的结果,已经成功地配制出多种令人陶醉的天然"活"花、"活"果香气的香精来了。

当这些具有活香香气和香味的香精添加在食品、饮料或香水、化妆品之中时,香味更加鲜灵飘逸,受到消费者欢迎。

（丁德生）

红树林

在祖国的南方海边，白浪滔天，潮汐起伏，海滩上风景优美。一般说来，海里是不能生长树林的，在华南一带的沿海，却生长着稠密的海底森林，景色别致。这就是华南沿海特有的红树林。

在福建的海岸和港汊区域，发现了大批的海底森林。这些森林，平时只能从海平面上看到丛密的树冠。潮水退去了以后，可以看到树林的全貌，有几千万株。在福建同安县沿岸，有将近1000亩的海底森林，普通都有4丈左右高度。这就是著名的红树林。

红树林叶子实际上是深绿色的，那么，为什么叫它红树林呢?这是华南人民的一种习惯叫法。这多少也有点儿道理，因为它的树皮在做染料的时候，也的确是呈现棕红色的。它们能生长在海水里，那些地区的海水也是很咸的。那里的风浪比较平静，海底堆积着柔软的污泥，加之气候温暖，雨量充分，红树林就可以茂密地成长起来。我国南方的广东、广西、海南、台湾、福建等省区的海边，都有着红树林的分布。

在我国的红树林中，以红树科的红树、红茄冬(茄藤树)、红海榄(秋茄科)、角果木、木榄等树种居多，此外还有使君子科的榄李，海桑科的海桑，紫金牛科的桐花树，梧桐科的银叶树，大戟科的海漆等。以上各种树木，只有红树科最喜欢生长在有潮汐起伏、海水淹没较深的海底，它们大多是灌木。

红树林有一个特点，就是它的果实是"胎生"的。这些众多的胎

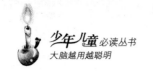
生果实好像棍棒似的倒悬在树枝上，堪称奇观。为什么会有这样奇特的景象呢？原来，红树林开花以后，经过受粉，花瓣和雌蕊脱落了，只有花萼留在子房上面，子房的胚珠发育成为种子和果实，种子里的胚又发育成为胚轴、子叶和胚芽。胚轴是长柱状的。红树林的果实，在成熟之后，却不像一般的树木那样从树枝上掉落下来，而是依然留在树上，在树上发芽。胚轴渐渐伸长，等到幼苗逐渐发育到一定的长度以后，才从母树上掉落到海底，插入污泥中去，因此叫做"胎生植物"。那个棍棒似的东西，便是还没有掉落的胎生果实。

有的幼苗（胎生果实）也不是从母树上掉落之后，立即插入污泥中去的，有时候碰到潮水，随波逐流，也可以在海上漂浮。它们甚至在海面上漂流了4个月，仍然保持着生命力。

红树林常常在树干上长出许多气根，好像支柱似的把树木拱立着。这些气根也是红树林所特有的，根里有许多坚固的组织，因此红树林才能在海里屹立着。根里还有一种特别的通气组织，使树林即使长期淹在海底也能够生长。

红树林的用途很多。它大概需要20年才能成材。树皮里含有大量的单宁质，可以制成染料和供制革之用。木材可以制器皿。树根可以做药材，将它煎成汁液，可以止血、治疮。红茄冬的果实，据说还可以吃。

如果把红树林大量繁殖起来，还可以防御海浪，营造防护海岸的堤坝。现在，福建省林业厅除了联系沿海居民保护红树林以外，还计划大量采集红树种子和利用现有几千万株幼苗，在漫长的海岸线上，大力栽植红树，以形成防护林网，防御台风和海潮冲击堤岸。

（黄宗甄）

绿叶

大自然的色彩是多么丰富而令人神往啊!白皑皑的雪山,蓝澄澄的湖水,浓绿的丛林,金黄的田野,五彩缤纷的花卉,变幻无穷的彩霞……把自然界打扮得万紫千红,五光十色。

在大自然的景色中,绿叶尤为可贵。

绿是生命的颜色。你看那春天的原野,绿油油的,生气勃勃,欣欣向荣,令人感到振奋和鼓舞!春雨过后,草尖上、树梢上冒出了一簇簇嫩绿的叶芽,更会使你觉得新的生命在跳动。到了夏天,一片葱茏。道旁的树木,青翠欲滴;田间的稻菽,郁郁葱葱。高瞻,是"林梢一抹青如画";低望,是"长郊草色碧无涯"。面对着充满蓬勃生机的绿色大地,你便会感到自己也增添了青春的活力。

绿叶对于人类的意义,主要不在于美化大自然的景色。地球上如果没有绿色植物,根本就不会有生命存在。

在几十亿年之前,地球上没有生物。那时候,包围着地壳的原始大气层和现在的大气层的成分完全不一样,它的主要成分是水蒸气、甲烷、氨、氮、二氧化碳和氢气等,并没有游离的氧分子,当时地球上的氧以氧化物状态存在着。现在大气层中的氧,是在地球上出现生命以后,又经过漫长的岁月,由自养生物——绿色植物进行光合作用而产生的。由于大气中有了氧气,才为生物的生存创造了条件。

大家知道,地球上每天都要消耗大量的氧气,产生大量的二氧

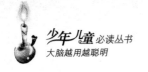

化碳。动物的呼吸，燃料的燃烧，火山的爆发，微生物的繁衍……都会使氧气不断减少，二氧化碳不断增加。但是，奇怪，千万年来，空气的成分并没有多少改变，氧气总是占空气总体积的21%左右，二氧化碳气总是占0.03%左右。这就是地球有绿色植物存在的缘故。植物的绿叶在进行光合作用时，吸收二氧化碳气，吐出氧气，使大气永远保持清新。

植物吸收二氧化碳气和放出氧气的本领很强。一年中，地球上的全部植物，能够吸收$93.6×10^9$吨的二氧化碳气。在绿化地区，平均1公顷土地上的植物，每小时可吸收8公斤二氧化碳气，这等于200人在1小时内吐出的二氧化碳气的总和。而1公顷树林放出的氧气，可供30人呼吸的需要。在城市中，每人平均有50平方米的绿化区，就能保持空气新鲜。

那么，植物的叶是怎样吸收二氧化碳气和放出氧气的呢？

我们先来做一个小实验。你去摘一片绿叶来，放在显微镜下仔细观察：叶的表皮，用来保护内部组织，防止水分散失。表皮有许多月牙形细胞，成对地结合在一起，中间形成一个狭小的缝隙。这些小孔是气体出入的门户，所以叫气孔。植物叶子上的气孔简直多得惊人，每一平方毫米就有一百多个，一片白菜叶上大约有1000万个气孔。表皮里面是由许多绿色的细胞组成的叶肉，每一个叶肉细胞中分布有几十个绿色的小颗粒，它们的名字叫做叶绿体。叶绿体中含有一种绿色的色素，这就是叶绿素。叶子呈绿色，就是叶肉里存在叶绿素的缘故。

叶绿体的体积非常小，一平方毫米的蓖麻叶上，就有40万个叶绿体。这些小不点儿的叶绿体，却是一座了不起的"化学工厂"。我们吃的大米、面粉、豆类、瓜果……都是这座工厂的产品。叶绿素有一种特殊的功能，它能够吸收太阳光的能量，并且利用太阳光能，把根部吸收来的水分，由叶面气孔中进来的二氧化碳，制造成糖等有机物，同时放出氧气。这就叫做光合作用。

绿叶中的这座"化学工厂"，现在是自然界有机物的惟一制造者。动物赖以生存的有机物，从根本上说，都是由绿色植物制造的。所以，全世界现有的几十亿人口和无数的动物，都得依靠它生活。据科学工作者们计算，把地球上的绿叶和海藻加在一起，它们的表面积达到几十亿平方公里，比地球的表面积要大好几倍。有了这么庞大的"化学工厂"，就能保证人类生存的需要。

现在我们再来"参观"一下这座"化学工厂"的结构吧。用放大几万倍的电子显微镜观察，可以看到叶绿体是由一个一个小圆盘构成的。这些小圆盘都是非常薄的薄片，厚度只有万分之一毫米到万分之二毫米。叶绿素分子就夹在这些薄片中间，排列得非常整齐。有人认为，这种结构大致跟电池相同。例如，硅电池就是由一组薄片并联或串联起来的。这种结构装置，能把太阳光直接变成电流。因而，叶绿体可能就是一组电池。叶绿素吸收了太阳光能，在电池中产生电位差而发生了电流，才使光合作用得以进行。不过，这种假说是否能够成立，还有待于进一步研究。

这座"化学工厂"的生产过程又是怎样的呢？

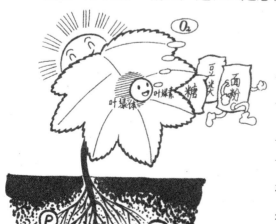

前面谈过，光合作用的过程，使二氧化碳和水作用，产生糖等有机物与氧气。糖是由碳、氢、氧组成的。可是，二氧化碳中只含有碳和氧，要使二氧化碳变成糖，必须从水中取得氢。但是，水中的氢和

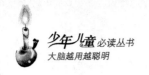

氧只有在相当大的能量作用下才能分解。在实验中,可以在电解或高温下使水分解成氢和氧。然而,叶绿体本身并不能产生强大的电力,又不能形成高温。怎么办呢?它能利用太阳能使水发生分解,水中的氢和二氧化碳结合成糖,游离的氧就作为气体被释放出来,飘浮于大气之中。

叶绿体这座"化学工厂"是非常奇妙、非常复杂的,它的"生产"情况,我们至今还没有完全弄清楚。吸收光能使水分解的过程,用人工方法就很难办到。但是,人造叶绿素现在已经被合成了,这是一项巨大的进展。我们可以预料,人类掌握植物光合作用的秘密,为期不会太远了。那时候,我们就能从日光中获得足够的能源,并且利用日光合成有机物质,作为人类食物的代用品或牲畜的饲料。

绿叶是生命的摇篮,绿叶是巨大的自然宝库。它给地球带来了繁荣,也为人类创造了生存的条件。我们要进一步打开这个自然宝库,揭开它的秘密、掌握它的规律,使它更好地为人类造福。

(仇春霖)

原始海洋里的生命

海洋是生命的摇篮，最早的生命就是在海洋里孕育的。那么，你也许会问，今天的海洋里是不是还在继续孕育着原始的生命呢？

要解答这个问题，先得从地球的变化说起。

我们居住的地球，有它自己的历史。在漫长的地质年代里，它像人那样随着年龄的增长，不断改变着自己的容颜。在它诞生的初期，地球表面都是死气沉沉的一片，没有任何生命的踪迹。后来，由于地球内部放射物质所产生的能量，地表的温度不断升高。那时，火山活动频繁，地球内部物质分解产生的大量气体，不断冲破地表释放了出来。在漫长的岁月中，出现了二氧化碳、甲烷、氮气、水蒸气、硫化氢、氨等物质。这些气体物质离开地表冷却，第二次形成了地球的大气层。在地球出生后的50亿年中，地壳发生了多次大变动，出现了高山和深谷。当地表温度下降到100℃以下时，水蒸气携带着那些可溶性化合物，凝结降落到谷地，形成了原始海洋。

在原始海洋里，经过太阳辐射线和自然界电火花的作用，那些化学物质的无数小分子，首先合成有机化合物的小分子；有机化合物的小分子物质，又形成了生物大分子，如核酸、氨基酸、多糖、脂类等等。这些生物大分子化合物，在原始海洋里不断积累、浓缩、吸附，而积聚成多分子体，又由多分子体系演变成为原始生命体。这就是原始生命的萌芽。这些多分子体系的原始生命，在海洋里受水和空气的作用，形成了原始的界膜。这种界膜把多分子体系包围起来，构成

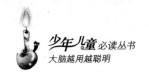

了一个独立的体系。通过不断进化，这个独立体系开始有了原始的新陈代谢作用和自我复制、繁衍后代的能力，从而构成了原始的生命。

这些原始生命经常受到各种太阳辐射线的威胁和破坏，寿命短暂，只有生长在深海和岩缝里的那些，才能有机会较长时间地生存下来。这种生存方式经过了多少万年，原始生命通过变异和遗传，结构更加复杂化了。自然界演变在不断进行，生物继续从简单到复杂、从低级到高级向前发展和进化。

你也许会问，有谁看到过这些生命的诞生?又有谁能充当历史的见证人呢?

有一个叫米勒的科学家，做过一个有趣而重要的实验。他将氨气、氢气、甲烷和水蒸气混合注入一个大的玻璃容器内，仿造当年地球上的那种雷电交加的自然条件，用电火花来照射这些混合气体。经过8昼夜以后，玻璃容器中的无色混合气体，逐渐由淡红色变成了深红色。最后，在这完全没有生命物质的容器中出现了11种构成蛋白质的氨基酸。在米勒以后，还有其他科学家做过类似的实验，不同的是用紫外线来模拟早期地球上太阳辐射的条件，结果同样获得了多种氨基酸。氨基酸是构成生命的物质基础。近年来，随着分子生物学的发展，人工合成蛋白质和核酸获得成功。1965年，我国首先合成了一种结晶蛋白质——牛胰岛素。这些都对地球上生命的起源问题，做了科学的验证。

还有，地质学家通过对地层的研究，也为生命的起源和进化寻找到了历史的见证。大地是一本奇妙的"历史书"，将生命发展的历史记载在化石上。人们从10亿年以前的寒武纪岩石中发现链烷及异戊烯碳氢化物，从震旦纪岩石中发现9种氨基酸，从以后的地质年代的地层中发现单细胞和多细胞生物的化石。大地的"历史书"告诉我们，30亿年前地球上就有了原始生命的存在。

　　生命是自然发展的产物。那么，今天的海洋里还会不会孕育原始的生命呢?美国科学家发现，在红海的深海底下，发现了一个只有甲烷、没有溶解氧的特殊地区，人们称这个地区为Ⅱ号区域。这个海域水温达摄氏63度，含有其它深海中几乎不存在的游离氨基酸。科学家们认为这些氨基酸不是生物分解的产物，而是由无机化合物合成的，与原始海洋里生物形成的状态类似。这说明，在某些至今处于原始海洋残存状态的海域中，生命形成的个别阶段仍然可能少量发生，但是大量出现是不可能的。因为而今的地球已是沧海桑田，时过境迁，海洋也已非原始海洋的旧貌了，大自然已不具备大规模孕育原始生命的条件。

（阿巴斯·包尔汉）

琥珀珠

　　海潮卷着雪白的浪花，一阵阵冲到沙滩上。

　　潮水退了，沙滩上留下许多美丽的贝壳、海藻和珊瑚砂。这是大海爷爷的礼物，每天都有不少冲带到沙滩上。

　　一个孩子跑来，他要挑选一个最好的礼品，放进爱科学小组的展览室内。

　　白色的海螺，太平凡了；红色的珊瑚砂，可惜已经破碎了；五彩斑斓的扇贝，外表虽然很美丽，却没有包含什么寓意……

　　忽然，一颗透亮的黄色珠子映进了他的眼睛。它是这样的浓黄，黄得像晚秋经过霜的菊花瓣；又是这样的透明，太阳光一射，整个珠子都变得亮晶晶的。它具有一个水滴状的外形，仿佛是大海刚洒下的一滴泪珠。

　　奇怪的是，这颗黄得透亮的珠子里还有一只小蜜蜂。是谁的巧手描绘的吗？不，它不是假的。头儿，腿儿，薄薄的翅膀，全是好好的。好像一阵微风吹来，翅膀还会轻轻扇动似的。

　　孩子感到很奇怪。这是一颗罕见的珍珠、还是海龙王皇冠上的宝石？为什么里面藏着一只小蜜蜂？难道海底真有一个百花争艳、蜂蝶纷飞的神秘花园？

　　"不，它不是珍珠，也不是海底的宝石。"海水波荡着，在孩子耳畔轻声絮语，"这是一颗琥珀。关于它，还有一段故事呢……"

　　3000万年前，这儿有一个小岛，岛上长满了青翠的松林，还有许多好看的鲜花。这儿的花蜜有一种奇妙的作用。谁要是伸出舌头尝一下，老人立刻就能变得年轻，垂死的病人也能马上恢复健康。

那时，在很远的地方，有一群蜜蜂，酿了许多花蜜，日子过得非常快活。想不到有一群凶恶的马蜂飞来，抢了它们的花蜜，占据了它们居住的蜂巢。小蜜蜂英勇地抵抗，虽然最后赶走了敌人，但是许多蜜蜂牺牲了，有的受了重伤，生命危在旦夕。

一只小蜜蜂打听到这儿有奇妙的花蜜，可以挽救伙伴们的生命，便飞来寻找。

从家乡到海边，很远、很远，要飞过33座高山、99条大河。天上有许多捕食昆虫的鸟儿，树枝上张挂着一副副陷阱似的蜘蛛网。一不小心，就会丢掉性命。

为了搭救伙伴，小蜜蜂日夜不停地飞，飞过许多积雪的高山和宽阔的大河。它机智地钻进云雾，躲开鸟儿锐利的眼睛，绕过暗沉沉的树林，避开一张张预兆不祥的蜘蛛网，终于飞到了海边。这时，它已经累得精疲力尽了。

迅疾的海风比山风更猛烈，汹涌的海面比大河更宽阔。从来没有一只小昆虫敢往这儿飞，只有矫健的海鸥在这儿自由地翱翔。

这时，我卷起一阵波浪，在下面呼唤它："回去吧！小蜜蜂，海风会把你吹下来的。"

"不！"它扇着翅膀回答说，"我要去采岛上的花蜜。只有它，才能挽救伙伴的生命。"

"你歇一会儿吧！瞧你已经快要没有力气了。"我又卷起一阵比先前更大的波浪，水声"哗哗"地警告它。

"不！时间要来不及了。我要赶在死神前面，采好花蜜飞回故乡。"它昂着头用力飞着，越飞越高，终于飞到小岛上，采到了救命的花蜜。

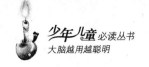
可是，就在它往回飞的刹那间，不小心撞上了一棵老松树，恰巧一脑袋撞进沿着树干往下淌的一滴松脂里。又黏又稠的松脂胶住了它细弱的腿儿和薄薄的小翅膀，用尽了气力，也挣扎不出来。

我远远看见这件不幸的事，心里非常着急。连忙鼓起一排巨浪，冲到松树脚下的岸滩上，放声呼喊："小蜜蜂，快吸一口花蜜！那样，你就能重新飞起来了。"

"不！那是伙伴们的救命药，我不能……"

透明的黄色树脂沿着松树干往下流淌。小蜜蜂的话来不及说完，就被完全包进去了。树脂慢慢滴落下来，落进树边的沙地里。经过了许多年月，终于凝成了这颗亮光闪闪的琥珀。

又过了许多年月，海岸慢慢坍塌，整个小岛连同那颗包裹着小蜜蜂的琥珀珠，一起落进了我的怀抱。我怀恋着这只勇敢的小蜜蜂，始终把它珍藏在心底里。今天你来寻找纪念品，就吐出来送给你……

蓝色的大海翻滚着，吟唱着，潮水一阵阵地冲上沙滩，仿佛奏起了动人的音乐，还在歌唱3000万年前的那只小蜜蜂。

孩子把这颗黄澄澄的琥珀珠拾起来，放在手掌上，仔细观看着。

"是的，这是一个有意义的纪念品。既有科学研究的价值，又歌颂了勇敢的牺牲精神。我要把它送到爱科学小组的展览室里去。"

（刘兴诗）

蜜蜂赋

在祖国大江南北、长城内外，春天在油菜花的海洋里，夏天在荷花池中，秋天在荞麦花间，都可以看到一群群小小的蜜蜂，在花丛中飞来飞去，忙着采蜜。

童年时代，我就爱上了这些昆虫世界的劳动者。这不仅是因为它们酿造了醇美香甜的蜂蜜，也不仅是因为它们传播了花粉，促使农作物获得好收成，最主要的，还是由于它们那崇高的品格，可以给人以启示，给人以激励。

勤勤恳恳，兢兢业业，不怕脏累，不避风雨，不畏艰险，这就是蜜蜂的诚实劳动态度。每一点成就的获得，它们都付出了极大的精力。蜜蜂每出去采集1次，至少得旅行0.5公里至1公里多的行程。在蜜源丰富的季节里，一只蜂1天要出征40多次。每次约持续10分钟。在1分钟内能采40朵花，出征1次至少采100朵花。每朵花分泌的甜汁是非常少的。1只蜜蜂1天内仅能采得0.5克左右的花蜜。要酿成1公斤^①蜜，就必须在200多万朵花上采集原料，要从蜂房到花丛之间往返飞翔15万趟。假设，蜂房到花丛的距离为1.5公里，那么，蜜蜂采1公斤蜜，就得飞上45万公里，差不多等于绕地球赤道飞行11圈。

一点一滴的采集，一点一滴的加工积累，醇美香甜的蜂蜜真

---

① 公斤：即千克。为了保持作品原貌，本书中仍保留"公斤"、"公里"等计量单位。

——编者注

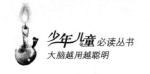

是来之不易。因此，我赞美百花甜蜜，更赞美蜜蜂的辛勤工作、善于积累的精神。

蜜蜂是过集体生活的昆虫。一窝蜂就好像一个家庭，有母蜂、雄蜂、工蜂3种成员。母蜂只有1只，称为蜂王。雄蜂有三四百只，它们担负着繁殖后代的神圣任务。一窝蜂，工蜂最多，有3万到7万只，它们是生殖器官已经退化的雌性蜂，不能生儿育女，担负了家庭的全部劳动。

让我们看看勤劳的工蜂的一生吧！

工蜂刚从卵里孵化出来时，是一条白色的小蠕虫。在工蜂姐姐们保姆般的哺育下，6天以后，幼虫就像蚕宝宝一样吐丝结茧、变成蛹了。又过了12天，蛹从沉睡中醒来，把它狭窄的外壳扯破，从而变成了一只小蜜蜂。它稍稍装扮了一下自己，便踏上了劳动的征途。

小小的工蜂出房后的第3天，在它还不会飞翔的时候，就担当了清洁工和保姆的职务。它们用嘴把房间里的脏东西衔到外面去，并用花蜜和花粉做成的蜂粮去喂幼虫。第6天，当幼蜂的咽腺里能分泌白色的浆液——王浆以后，它又用王浆去喂母蜂和刚出壳的幼虫。它们还会酿蜜，帮助老年工蜂守卫蜂房。您看，小小的工蜂，是多么贤惠啊！怪不得人们说工蜂是最好的"厨师"和"保姆"呢！

第9天，工蜂们分泌蜂蜡，建筑巢房。蜜蜂的巢房，显示了工蜂的高超技艺。您看吧，棕褐色的精致的小蜂房，一层层、一排排，如同千层楼阁，既美观又整齐。工蜂盖房子用的材料，是从它肚子里的蜡腺分泌出来的蜡。蜡液一旦与空气接触，便凝结成鳞状蜡片。盖房子的时候，工蜂们你抓住我，我拉着你，一只钩一只，接成一长串。然后，它们各自把蜡鳞从蜡腺上拔取下来，送到嘴里反复咀嚼，等到材料柔软合用的时候，便一点儿一点儿粘到要盖房子的基础上。然后，它们用两腭当做剪刀，把触角作为两角梳，不断地动着、抚摸着蜡壁，反复修整，完成了6角柱状体的蜂房。每间蜂房底边3个平面的钝角都是70° 32′，体积几乎都是0.5厘米^3。这种蜂窝结构已被科学家证实：它占有空间最小而容量最大，用材料最省。航空工程师从蜂窝结构中得到了宝贵的启示，目前不少飞机、火箭都采用了蜂窝的这种结构。你能不惊叹工蜂是一位天才的"建筑师"吗？

第14天，工蜂就能飞出去吸水了。

第21天，它们练成了飞翔本领，就成为真正的劳动者，挑起了整个劳动的重担。白天外出采蜜，夜晚带领幼蜂，把蜂房里的花蜜酿成蜜糖。

在百花盛开、蜜源丰富的季节，工蜂当然是鼓足最大的干劲，愉快地从事劳动；在花开得少、蜜源缺乏的季节，它们也没有因为自然条件的不好而灰心丧气，而是千方百计，从一些昆虫身上，从一些叶子的蜜腺上吸取蜜汁，以补充蜜的不足。在风和日丽的环境，工蜂当然是兴致勃勃地在花间往来劳动，回家途中，遇到变天，它们边飞边爬，也要把采集到的花蜜送回巢中。工蜂对待困难，是多么机智、多么顽强啊！

工蜂对待劳动和困难的态度，诚然可敬；更为使我敬重的，还是它们那种全心全意为集体和爱憎分明的精神。一只工蜂在野外发现了蜜源，从来不占为己有，而是急急忙忙在花朵上，把腹部第6第7节之间的纳氏腺伸出来，释放出一种化学信息素——纳氏腺素，同时用力扇动翅膀，使其迅速扩散。附近的同伴，依靠触角上灵敏的感受细胞，嗅到了这种气味，就闻风而来。采到了花蜜的工蜂飞回家去，在巢坯上跳起"圆舞"或"∞字摆尾舞"，用这种"舞蹈语言""招呼"家里的同伴前去采蜜。你能不为这种无私的精神感动吗？作为蜂群中的劳动者——工蜂，不仅毫无保留地把全部劳动果实交给了集体，还分泌出营养最丰富的王浆，喂养母蜂和幼虫，保证母蜂大量产卵，幼

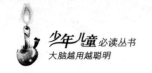

虫健壮地成长；它们自己吃的，却是一般的花蜜和花粉。工蜂可以说是先蜂群之忧而忧、后蜂群之乐而乐了。工蜂不仅是出色的劳动者，还是维护集体劳动果实的勇敢战士。每一窝蜂的门口都有几只工蜂把守着，这是它们设的"门警"。无论白天或是黑夜，它们都是那样尽责。除了驱逐不速之客的时候，它们是从不离开自己的岗位的。你留心观察，就能发现这些门警的头很扁，身体是深褐色的，并且有着一条条纹路，身上金黄色的绒毛全消失了，原有的那种环状花纹也不见了。这就告诉我们：这些门警比别的蜂都显得年老，但很活跃。其实，它们就是这个家庭的创业者、现在的幼蜂的老姐姐。几天前，它们还年轻，那时候，它们修巢筑窝，清洁房舍，是天才的"建筑师"；它们辛勤采花，酿造甜蜜，是最能干的"化工工人"；它们哺育幼蜂，侍候母蜂，是最好的厨师和保姆。现在，它们年老体衰，无力远征百花丛了，却正用着它们的有生之年，全力保护着这一家呢！每当遇到敌人侵犯时，它们就奋不顾身，拼上老命一针刺到敌人身上。尽管螫针和毒囊会随着这一螫而离开身体，从而丧失生命，可是它们从来没有屈服过。工蜂的一生，确实是做到"鞠躬尽瘁，死而后已"了。

我爱蜜蜂的风格，还爱它那一丝不苟、孜孜以求的工作精神。原料的采集已经如此艰辛，然而，由花蜜酿成香甜的蜂蜜，还要经过一段相当复杂的加工过程哩。工蜂的蜜胃里装满了甜汁，这还不能算为蜜，而是酿蜜的原料。它们回到家里，把甜汁吐给在巢内工作的幼蜂，或者选一适当的空蜂房把甜汁吐在里面。到了晚上，负责酿蜜的幼年工蜂，将这些甜汁吸到自己蜜胃里，过一会儿就吐出，再由另一只工蜂把蜜汁吸进自己蜜胃里。就这样相互交舌吞吐，要达到100~240次，变成既香又甜的蜜糖，这才是真正的蜜哩。为了风干蜜汁，又要经过长时间不停息地扇动双翅。这需要怎样一丝不苟的工作精神啊!真是"蜜不精良誓不休"。

　　更可爱的是,工蜂如此勤恳地工作,如此严格地要求自己,不是为了别的,而是一心一意为社会造福。蜜蜂给予人们的是十分精良的东西,且不说王浆、蜂毒、蜂胶、蜂蜡之大有用途,仅是蜂蜜,一窝蜂一年就可以收获50~100公斤哩!据科学家分析,蜂蜜中含有单糖、维生素、激素等60多种成分,有的可以不经消化,直接被身体吸收;蜂蜜中还含有抗菌素,杀菌能力很强,可以治疗消化性溃疡、慢性便秘、高血压、心脏病、关节炎等病症。《神农本草经》上说,久服蜂蜜,可以"强志轻身,延年益寿"。蜜蜂贡献于社会的是这样美好的甜蜜,而它们需要人们帮助的,只是一个简单的木箱和殷勤的关照而已;蜜蜂决不苛求于人,但它助人又是那样诚恳。访花采蜜,您以为它是沾了花儿的光吗?不,它是满怀激情地做了"月下老人",助花儿"子孙满堂"啊!实验证明,各种异花授粉的作物,经过蜜蜂传粉后,均可以大幅度地提高产量。向日葵可增产40%;棉花可增产12%;油菜可增产30%;果树可增产50%;荞麦可增产40%;大豆可增产11%;增产幅度最大的是西瓜,可增产170%。"造福甚厚,求人微薄",这是蜜蜂品格的概括。

　　在蜜源丰富的季节里,一只工蜂只能生活30~50天;生在工作较少的秋天或冬天,只能生活3~6个月。一生勤勤恳恳采花酿蜜,最后默默无闻地死去……

　　辛勤而踏实地进行劳动,机智而顽强地克服困难,全心全意地维护集体,宁死不屈地对待敌人,这就是蜜蜂为我们酿造的醇美的精神之蜜!

（王敬东）

恐龙绝灭费思量

在距今2.35亿年至6500万年，地球上生活着一大类能够直立行走的爬行动物，那就是恐龙。它们统治地球长达1.7亿年之久，而我们人类的历史只有300多万年。自从发现恐龙化石179年以来，恐龙在不同年龄的人们中间已经产生了几乎是魔术般令人倾倒的影响。从20世纪70年代末开始，全世界形成了恐龙热及独特的恐龙文化。这主要由于在恐龙身上有许多耐人寻思的自然之谜，恐龙绝灭便是最令人感兴趣的事件。所谓绝灭，是指在距今6500万年以前的地球历史上白垩纪之末恐龙突然从地球上消失，科学家把它叫做白垩纪。白垩纪以后，地球历史进入第三纪。地质学家把两者的界限叫做T/K，发生的事件叫做T/K绝灭事件。关于解释恐龙绝灭的理论，目前已有100多种，归纳起来主要有两类。一类是祸从天降，即宇宙飞来的小行星或彗星与地球相撞，即所谓地外因素；另一类是指恐龙的生态衰竭，即气候、地貌、植物、动物等生态因素改变导致恐龙不能适应，也可称为地内因素，我把它叫做祸起萧墙。这里将简要地叙述这两大理论。

祸从天降

当前最深入人心的是小行星撞击说。1978年，以物理学诺贝尔奖金获得者、美国的路易·阿尔瓦雷斯(Luis Alvarez)为首的科学家提出了一个有关恐龙绝灭的理论，因为他们都在美国加州大学贝克莱分校工作，所以叫做"贝克莱理论"。他们在意大利亚平宁山脉古比奥附近的白垩纪——第三纪的地层交界处发现：在2厘米厚的红色黏土中含有较高的铱(Iridium)，比正常的含量高30倍。铱在地球表面含量相当稀少，大多集中于地核。在太阳系的其它星球上则含量颇高，如小行星与陨石的含量则比地壳的含量大1万倍。由于他们在意大利的地层内也找到了与小行星相同的金、铂等元素，所以他们提出，在白垩纪之末，宇宙间有一直径为10公里①、重量为127000亿吨的小行星，以每小时1万公里的速度与地球相撞。最初的冲击波的直径可达400～500公里。这突如其来的劫难必然引起火山爆发与海啸。这个小行星也可以形成气化，散发出煤气、水蒸气，可以形成大于小行星体积100倍的尘埃，抛入大气层，导致日月无光、天昏地暗，使阳光无法穿过大气层，植物不能进行光合作用，而且释放出有毒的砷。恐龙的食物链中断了，必然引起绝灭。世界上许多国家(包括我国)都发现过富含铱的地层。火山专家则指出，火山爆发也可以把铱由地壳深处带到大气层。另外，小行星落地后，必然形成一个由撞击而产生的陨石坑，至今未曾找到有说服力的陨石坑。主张祸从天降的另外一位著名的科学家就是瑞士籍的华裔海洋地质学家许靖华博士。20世纪80年代初，他就发表论文，指出撞击地球的不是小行星，而是彗星。他出版过一本高级科普读物，书名就叫做《祸从天降——恐龙绝灭之谜》。这本书畅销于许多国家。他认为，如果彗星以每秒20公里的速度冲向地球，就会引起爆炸。爆炸后大部分物质化为气体和尘埃，使富含铱的尘埃落到各地。彗星与地球相撞后，可以引起火山喷发。彗星更大的危害是：它能带来大量的氰化物，溶于水中，使海水污染，浮游生物大量死亡。也由于氰化物的影响，许多低等植物和

---

① 公里：即千米。为了保持作品原貌，本书中仍保留"公里""公斤"等计量单位。

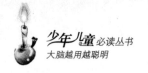

裸子植物大量减少,有机物吸收二氧化碳的能力降低。大量有机物的分解,又放出更多的二氧化碳,使空中积累了更多的二氧化碳。根据海洋钻探资料,在恐龙绝灭期4万年中,大气中二氧化碳的含量增加了8倍,气温升得很高,恐龙不能适应,只能绝灭。但是,也有人指出,彗星撞击地球带来的二氧化碳的浓度以及氰化物的毒性不一定真有那么大的破坏力。如果说恐龙以及绝大多数其它的爬行动物都绝灭了,为什么哺乳动物以及一些植物没有消失,反而兴旺发展起来了?

祸起萧墙

这方面有许多引人入胜的说法,仅举以下几例:

火山爆发说。主张这一说法的人认为,白垩纪末期大地并不平静,火山爆发频频发生。持久的火山活动使气候改变,产生大量的尘埃与一氧化碳等有毒气体,使铱富集于地球表面,同时吸收大量的二氧化碳到大气层中,最后导致海洋酸化、海洋生态衰竭,改变了整个地球气候,促使恐龙绝灭。反对者认为,地球历史上有多次大规模的火山喷发,但并不与恐龙绝灭的时代相吻合。火山喷发顶多引起喷发区域内某些恐龙的绝灭,不可能使全球范围内的恐龙绝迹。

死于窝内说。这种说法认为恐龙绝灭由于恐龙的胚胎未能正常地孵化,死于褴褓之中。他们指出,在印度德干地区的火山活动把深藏于地心的稀有元素硒释放出来。硒在人体内是不可缺少的,但硒也有毒性。在法国发现的恐龙蛋壳已经证明:越是接近白垩纪的末期,蛋壳内硒的含量越高。有人主张:吃植物的恐龙在进食中附带吃进了过多的含硒量很高的火山尘埃。对于成长中的胚胎来说,只要有一点儿硒,就会把胚胎中的幼婴杀死。我国一位恐龙蛋专家在研究山东莱阳和广东南雄发现的恐龙蛋时发现:恐龙蛋在地层中有自下而上蛋壳逐渐变薄的趋势。在广东南雄的白垩纪——第三纪交界面上发现众多的化学元素异常，由于这些化学元素的异常改变了蛋的发育机制，使蛋壳变薄，影响了孵化。蛋壳过薄或过厚，都会使胎儿死于窝内。

气候变化说。有人主张恐龙是气候变冷而绝灭的，但也有人认为是气候变热导致其死亡。有人研究了北美晚白垩纪的地层剖面，从化石上看，白垩纪晚期的500万年至1000万年时，有许多热带及亚热带植物，冰期突然来临，气候变得寒冷，恐龙没有御寒的机制，导致绝灭。也有人根据深海钻探资料提出，那时气温升高，引起恐龙内分泌紊乱导致恐龙消失。根据恐龙化石本身的研究，恐龙绝灭至少经历了3000万年，不可能因乍暖或乍寒于短期内绝灭。

食物中毒说。在白垩纪晚期，把种子包被在果皮内的被子植物大量增加，这类植物含有多种生物碱(如马钱子碱等)，这些生物碱含有剧毒。在欧洲曾发现因食物中毒引起的全身骨骼扭曲的恐龙骨架。我国四川自贡发现的恐龙骨头内砷和钡的含量比正常有机体的平均含量大2~3倍，因此，自贡恐龙大多死于砷、钡等中毒。但从全球来看，被子植物出现后，恐龙家族中的鸭嘴龙、角龙等却日渐繁盛，说明此说也不全面。

恐龙绝灭费思量

尽管人们不断地应用新的科学成就解释恐龙绝灭问题，但至今依然是"恐龙绝灭费思量"。现在，经常出现耸人听闻的说法。例如，有人认为恐龙吃得多、粪便多，它们被垃圾污染窒息而死；有人说恐龙死于皮肤癌，甚至有人说是星外人来到地球，杀死了恐龙，近于奇谈怪论。专家们现在已经明确了3个问题：第一，通过美国科学家对美国西部白垩纪晚期地层中恐龙骨骼化学成分含量的研究，证明恐龙是逐渐绝灭的；第二，对于恐龙绝灭的研究，要调动宇宙天文学、

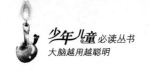

地质学、生物学、物理学、化学等多学科进行综合研究，因为大自然是无机及有机物组成的整体，这一认识提高了科学家的科学思想与科学方法；第三，为恐龙唱挽歌的人类，应该从恐龙绝灭中吸取教训，保护今天人类赖以生存的环境。

还是那句话：恐龙绝灭费思量！

（甄朔南）

大自然的启示

　　20世纪60年代初期，生物科学和技术科学共同孕育的一门边缘学科诞生了，这就是仿生学。仿生学一问世，人们就期待它大显身手，去揭示比现代工程技术更完善、更灵巧、更经济的大自然产物的奥秘，并到大自然的"专利文献馆"中去发现解决工程技术问题的新思想、新方法和新手段。

　　今天，仿生学已经从描述性阶段进入工程性阶段。它的研究范围已扩大到神经仿生、感觉仿生、分析仿生、定向仿生、生物力学仿生和生物动力学仿生等方面，取得不少成果。这个发展过程，是现今仿生学最显著的特点。

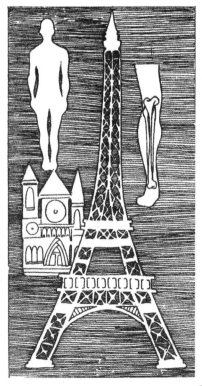

　　随着科学技术的发展和生产的需要，人们开始认识到，生物学所描述的生物结构和功能有可能用于工程技术之中。现在，这种认识变成了实践。今天的科学技术已经有可能创造仿生系统。在这方面，仿生建筑的漫长发展史是很有教育意义的。

　　1889年在巴黎建造的、象征19世纪技术成就的埃菲尔铁塔，体现了胫

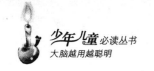

骨的构造。制造钢筋混凝土管的工程师们，使其制品的结构如同茅秆草茎的结构。

蛋壳、贝壳和甲壳虽然很薄，但由于具有弯曲的表面，因而能承受很大的压力。于是，我们模仿它们设计建造薄壳结构的屋顶。

骨骼能经受10倍于自重的负荷。模仿骨骼结构，就奠定了轻质多孔的大型骨架结构的基础。这种结构的前途是无限的。

仿生学在现阶段还有另一个特点，那就是：在仿造生物系统时，仿造的不只是结构，还模仿生物体的奇妙功能。

科学家发现：苍蝇在飞行中楫翅随同翅膀不断地振动，当飞行方向改变时，楫翅仍保持原先的振动状态，楫翅同蝇体之间的联接肌紧缩起来，苍蝇脑就能接收到偏离了航向的信号，并发出指令去纠正航向。根据苍蝇楫翅的工作原理，在国外制成了一种振动陀螺仪——这是代替回转器用于高速飞机和火箭上的新型导航仪。装有振动陀螺仪的飞机能自动防止翻滚飞行，能自动平衡各种程度的倾斜，从而保障飞行的稳定性。

大自然创造的生物视觉器官，是无穷的智慧的源泉。青蛙的视觉分析器能清晰地辨认图像的轮廓。蛙眼还能从传来的信息中选取只与运动物体(食物或敌人)有关的信息，形象地说，对运动物体

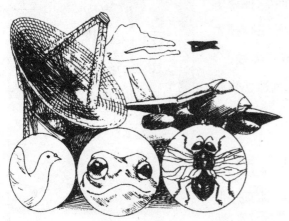

能"明察秋毫"，对静止物体却"视而不见"。根据蛙眼的视觉功能研制成功的人工蛙眼，具有很高的选择性。它能从"视野"中摒弃非运动物体，只看到运动物体。当暗目标移动时，

选取其图像的边缘，监视图像的对比变化和光线的变暗。这种图像分析器，在雷达系统中用处很大。

鸽子视觉器官的最有意义的功能之一，就是识别在鸽子"特别感兴趣"的方向上运动着的物体。仿生学家模仿鸽眼能发现定向运动物体这样一种功能建立起来的雷达系统，可以发现定向飞行的物体。例如，发现向航空基地飞来的敌机和导弹。

对昆虫听觉系统的研究，也是卓有成效的。例如，螽斯具有非凡的听觉器官，能通过它所在物体的振动而听到声音和感到振动，能从声音的巨流中只接收到对它有意义的声音。尝试创制高敏地震仪的仿生学家，对此最感兴趣。

蝙蝠在茫茫的夜色中和漆黑的岩洞里，能穿梭飞行而不发生"碰撞事件"，能准确无误地捕食蚊子，全凭它有一套天然的超声波定位系统。科研人员仿照蝙蝠的超声波定位系统，给成批的喷雾器装上了超声波回声定位器，"教会"它们像蝙蝠那样"捕杀"树冠上的害虫。

不过，今天仿生学最有成效的分支还是生物力学仿生。

在南极的皑皑雪原，企鹅蹒跚而行，显得那样从容不迫。但是，在紧急情况下，它们便扑倒在地，用肚子贴在雪地上，用双脚拨雪，即能快速滑行，时速可达30公里。企鹅的独特的行动方法，给在极地松软雪面上交通工具运行问题找到了解决方案。新型的"企鹅"牌雪地越野汽车也是这样，用宽阔的底部贴在雪地上，用轮勺扒雪，能够在雪地上快速滑行。

现在有一系列对人类非常重要的综合性问题，已经提到议事日程上来了。其中某些问题近乎幻想，但确定无疑的是，所拟定的目的必将变成现实。

比如，许多海洋生物具有从海水中摄取一系列物质的能力。仿生

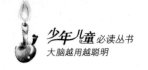
学家提出在海底建立"冶金基地"——环节动物、软体动物、被囊动物的巨大养殖场，以便采取镁、铜、镍、钴、银、金、铂和其他贵重金属。

某些生物机体显然具有淡化咸水的能力。例如，海龟和许多海鸟具有小巧的、能去盐的盐腺，能使喝进去的海水变成淡水。在模拟生物机体去盐过程的现有经验的基础上，将有可能建立原理上崭新的、极经济的工业用水淡化装置。

还可举出仿生学的一个研究方向，比如与动物打交道。现在已经弄清楚，地球上有代表性的动物群相互"交谈"有6种语言，包括闪光语言、气味语言、姿态语言。

在夏天的夜晚，在户外纳凉的时候，你可以看到流萤闪动着光点。你不要认为那是在招人喜欢，而要知道那是在通过"闪光语言"(闪光信号)招呼配偶在夜幕中幽会。

所谓"气味语言"，就是昆虫发出有味的化学物质(传信素)，传递寻找食物、引诱异性和逃避敌害等信息。人们怎样达到同动物交谈的目的呢？科学家正在解决这个问题，他们正在努力研究动物的信号系统。

如果这个理论问题解决了，继之而来的就是丰富多彩的实际应用。比方说，在渔业中，人们将像牧人用小笛呼唤畜群那样用录音磁带上的信号去呼唤鱼群。又如，蜜蜂的语言是"舞蹈语言"。无论单个的蜜蜂也好，蜂群也罢，在舞蹈时还用不同的嗓音"唱着"，简直是且歌且舞。人们根据蜜蜂的"大合唱"，可以觉察蜂房中发生的情况。关于利用动物语言的实验，仅此二例，足以说明它将给生产带来多大的好处。

仿生学将创造出具有"思维能力"的人工智能机，这是模拟人和动物神经系统、能随环境变化而自行作出相应反应的崭新的机器。

到那时，生产面貌将发生根本性变化，一次新的工业革命随之出现。

展望未来，更使我们感到：在自然界形形色色的事物中，还有许多东西尚未被仿造出来；我们关于大自然的知识还是浅薄的。要知道，大自然在进化过程中经过了千百万年的精雕细刻，我们的产品同大自然的产品比较起来，还是粗糙的、不精致的。人类创造第二大自然的时日必将来临，就完善程度而言，第二大自然还将胜过第一大自然。

（徐新民）

竖鸡蛋

哥伦布的难题

1493年，哥伦布发现了"新大陆"后，从海上回到西班牙，成了西班牙人民心目中的英雄。国王和王后把他待作上宾，封他做海军上将。有些贵族却瞧不起他，他们鼻子一哼："这有什么稀罕!只要驾了船一直往西去，谁都会碰上那块陆地的。"

有一次，在宴会上，哥伦布又听到有人在讥讽他："上帝创造世界的时候，不就创造了大洋西边的那块陆地吗?发现，哼，这算得上个什么!"

哥伦布低着头，默不作声。过了好一会儿，他从盘子里捡起一只鸡蛋，站起身来，提出一个古怪的问题："太太们，先生们，有谁能把这个鸡蛋竖起来吗?"

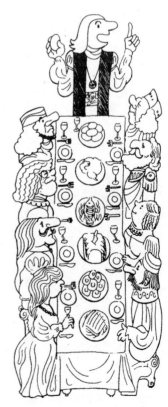

鸡蛋从这个人手上传到那个人手上，所有的人都试了试，都把鸡蛋扶直了，可是一放手，鸡蛋立刻倒下了。最后，鸡蛋回到了哥伦布的手上。大厅里鸦雀无声。大家的眼光集中在他手上，看看他怎么把鸡蛋竖起来。

哥伦布不慌不忙，把鸡蛋的一头在桌子上轻轻一敲，磕破了一点儿壳，鸡蛋就稳稳地直立在桌子上了。

"这有什么希罕？"宾客大笑起来。

"本来没有什么希罕。"哥伦布说，"可是，太太们，先生们，你们为什么不这样做呢？"

爱因斯坦为什么笑

鸡蛋要是不打破，能不能竖起来呢？

"能。"有些老人家说，"可是，每年只有一天，只有交立春的那一天，才能把鸡蛋竖起来。因为天候交春，万物化生，地气向上……"

这话当真？当真。去年立春那一天，有一位杨先生邀请七八位美国记者和军官，给他们做了竖鸡蛋的表演。

杨先生在场地上并排竖起30个鸡蛋。30个鸡蛋像一排立正的兵士，一动不动地等候检阅。那几个美国佬看着都信不过自己的眼睛，以为杨先生在施什么魔法。后来，经杨先生说明，他们都亲自试了试，都把鸡蛋竖了起来。场地也许不平吧？他们又在桌子上试，垫上一张光滑的洋纸再试，结果都一样。

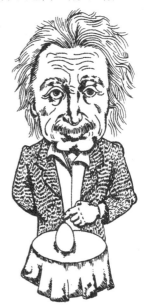

真是奇迹！美国佬立刻把亲身的经历写成报道，用无线电拍回他们的老家美国。美国的许多报纸在显著的位置刊登这则新闻。"立春日竖鸡蛋"，似乎比美军在硫磺岛登陆更能引起读者的兴趣。许多人特意买了鸡蛋，在桌子上颠来倒去地摆弄。大家以为鸡蛋也许跟牛顿的苹果一样，能引导他们去发现什么伟大

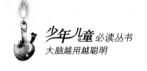
的科学定理。

据说,流亡在美国的犹太科学家爱因斯坦,听了这则新闻,却大笑不止。

爱因斯坦为什么笑?

他笑,也许他认为鸡蛋是绝对竖不直的——他笑新闻记者是信口开河,轻信的读者偏要寻根究底。

他笑,也许他认为鸡蛋本来是可以竖直的——他笑那些人居然把竖鸡蛋也当成了奇迹,还迷信只有在立春那一天才能把鸡蛋竖直。

爱因斯坦到底为什么笑?听说爱因斯坦是物理学大师,咱们就去问问咱们的物理老师吧。

看不到却找得着的那个点

物理老师说:"每个物体都有一个重心。"

"什么叫重心?"咱们问。

"地球的重力对于每一个物体都有吸引的力量。这吸引力好像一条看不见的绳子,尽量把物体往下拉。这个力量就叫做地心引力。

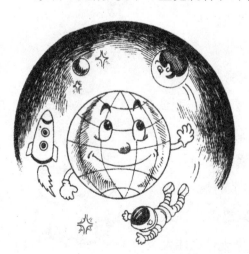

"就一个物体来说,地球的重力对于这个物体的每一部分都有吸引的力量,好像有无数条看不见的细绳子,尽量把这个物体往下拉。而无数条细绳子把物体往下拉,那力量,相等于一条粗绳子系在物体的一个点上,把物体往下拉。这个点就叫重心。"

"重心到底在物体的哪儿呢?"

"不要忙。虽然方才所说的那条粗绳子也是看不见的,咱们却可以用一条实实在在的绳子来把它的力量抵消,就像做拔河游戏一个样。咱们把绳子的一头系在那个物体的表面上的任意一个点上,另一头提在手里,那个物体就悬空挂着,不再转动。这时候,这条实在的绳子跟那条想象的绳子——地心引力就成了一条直线。而且咱们可以肯定,那个物体的重心就在这一条直线上。

"咱们解下绳子,把绳子的一头系在那个物体的表面的另外一个点上,再使它悬空挂着。这时候,物体的位置一定跟上一回有所不同,但是,这条实在的绳子,又跟那条想象的绳子——地心引力成了一条直线。而且咱们可以肯定,那个物体的重心也在这一条直线上。

"物体的重心既在后一条直线上,又在前一条直线上,咱们就可以肯定,前后两条直线的交点,就是那个物体的重心。那条想象的绳子——地心引力就悬在这个虽然看不见、实际上却找得着的这个重心上。"

稳定须有条件

物理老师接着说:"每个物体都有一个重心。把一个物体安放在地面上,它跟地面接触的面叫做底面。从物体的重心向地面引一条垂线,如果穿过底面,它就不会倒。比萨斜塔所以不倒,就是这个缘故。

"道理很简单,从物体的重心向地面所引的垂线,其实就是表示地心引力的那条想象的绳子。那条想象的绳子一股劲儿地把物体往下拉,

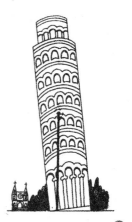

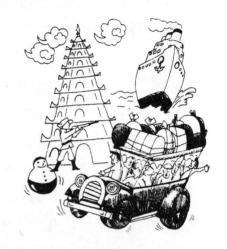

可是有底面支撑着，物体就能够稳住不动。要是那条想象的绳子越出了底面的范围，物体就被它给拉倒了。也可以这样解释，因为它的底面不能支撑它的重心所受到的地心引力，它不得不转动一下，另外找一个底面来支撑。

"有的物体一碰就倒，就因为一碰，它的重心稍稍偏过一点儿，重心向地面所引的垂线就越出了底面的范围，它就让地心引力给拉倒了。

"一块砖直立着，很容易被推倒；平放着，它就十分稳定了。因为砖在平放着的时候，底面最大，重心最低，由重心向地面所引的垂线很不容易越出底面的范围。

"底面大的物体比较稳定。所以，许多古塔都是最下面的一层要比上面各层粗一点儿；所以，士兵站着射击的时候，总要把两条腿叉开；所以……

"重心低的物体，也比较稳定。所以，不倒翁不会倒；所以，船的底舱空着很危险；所以，汽车顶上绑的行李太多，常常是翻车的原因；所以……"

"那么，鸡蛋的重心在哪儿呢？"咱们可有点儿性急了。

先用木头做个蛋

物理老师仍然不慌不忙，他说：

"一个质地均匀的球，它的重心就是球心。咱们都知道，球心向球面任何一点的连接线，都垂直于球面。所以，在平地上，球随便怎么放，它都能静止不动；可是，轻轻地一推，它就滚起来了。球面着地的只是一个点，底面太小了。

"一支竹竿，一头粗一头细，它的重心不在中部，而偏在粗的一头。把竹竿横搁在肩膀上，前后移动慢慢地试，如果不用手扶，竹竿跟天平一样能稳住不动，它的重心就落在你的肩膀上了。

"咱们用质地均匀的木头做一个蛋，把木头蛋从横里截开，截面是一个圆。一张薄薄的圆纸片，它的重心就是圆心。所以，就整个木头蛋来说，重心一定在两个顶端的联结线上。把木头蛋从纵里剖开，剖面一头大，一头小，因此重心不在两个顶端的联结线的中央，而偏向大的一头。

"木头蛋横卧在桌面上，它的底面就是跟桌面相接触的那一点。因为底面太小，轻轻一碰，它就滚起来了。

"假使咱们把木头蛋放在桌面上，把它扶直了，随便哪一头向下，只要使它那两个顶端的联结线恰好跟桌面垂直，它不是就能竖在桌面上不倒下来了吗？这时候，重心比横卧着的时候高了点儿，所以很不稳定、一碰就倒。换句话说，就是木头蛋，也很难竖直。

"真的鸡蛋可不是木头做的，它里面有蛋白有蛋黄，蛋黄比蛋白轻，科学的说法是蛋黄的比重小于蛋白，所以，任凭你把鸡蛋颠来倒去，蛋黄总是稍稍偏在上方。鸡蛋的重心因而也稍有点儿移动，大致就在我们依木蛋所推测的重心的周围晃荡。咱们把鸡蛋在桌面上扶直了，要是两个顶端的联结线恰好跟桌面垂直，它的重心又恰好静止在这条联结线上，咱们尽管放手，鸡蛋一定竖直不倒。这样的巧合，当然更难办到了。

"难是难，并不是不可能呀。你们该知道了吧，爱因斯坦为什么

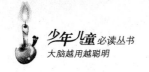

笑。"物理教师自己也笑了。

你为什么早不这样做呢

以为鸡蛋无论如何不能竖直的人，他们错了。他们不加思考，妄下断语，他们得不到真理。

以为鸡蛋只有在立春那一天才能竖直的人，他们也错了。他们也不加思考，人云亦云，他们也得不到真理。

不论是谁，只要有耐性，随便哪一天，都可以把鸡蛋竖起来。细心的，花不了10分钟，就可以把鸡蛋竖直。谁要是不信，马上可以亲手试验。谁要是竖不直，只能怪自己心不够细，性不够耐。

大家都把鸡蛋竖直了，也许又有人会说："这有什么希罕呢?"

本来没有什么希罕，可是，你为什么早不这样做呢?

（叶至善）

神奇的速度

你扔过石头吗?当你扔出一块石头或打出一发炮弹,你是否注意到,它们都不能一直向前,而只沿着一条抛物线运动,不久就落回到地面上了。这是为什么呢?引力,地球引力。

地球的引力使物体落了下来。那么,怎样才能使物体环绕地球旋转而不掉下来呢?你可能有这样的经验,越用力扔一块石头,石头飞出的速度就越快,所走的路程就越远。炮弹因为得到很大的速度,所以能飞得相当远。能不能设想有那么一门大炮,它打出的炮弹速度大到足够使炮弹一直往前运动而不会掉下来,那么,这枚炮弹岂不就能环绕地球飞行了吗?当然,这种大炮目前不存在(将来也许能造出一门这种大炮),但这种设想很有道理。那么,物体的速度至少应该有多大,才能使物体环绕地球飞行呢?

假设物体在地面附近环绕地球作匀速圆周运动,由中学物理知识知道,它所受的向心力应该等于地球对它的引力。因此,我们就能计算出这时物体的速度为7.9千米/秒。这就是在地面发射人造地球卫星,使它能环绕地球旋转所需要的最小速度,叫环绕速度,也叫圆周速度,即第一宇宙速度。这是发射人造地球卫星的基本条件。一个物体如果达到这个速度,从理论上讲,它就会不停地绕地球运动而不会掉下来。天上的人造地球卫星正是如此。

当然,获得环绕速度的人造地球卫星并没有摆脱地球的引力。它环绕地球运动的时候,不管飞到哪一个位置,地球对它的引力都是不变的,方向总是指向地心,从而使它作圆周运动。如果我们使人

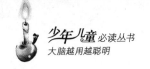

造地球卫星的速度增加到大于环绕速度，圆周运动就要受到破坏，使轨道由圆变成椭圆。速度越加快，这个椭圆就拉得越长。

如果把人造地球卫星的速度再增大，椭圆轨道就变得扁长。当速度增大到一定限度时，人造地球卫星终于摆脱地球的引力，飞出地球去，像地球一样围绕着太阳运行，成了人造行星。使物体摆脱地球而去的速度，叫做脱离速度，也叫第二宇宙速度，达11.2千米/秒。如由航天飞机发射的"麦哲伦"号探测器，由于它得到了第二宇宙速度，它就能离开地球，飞到金星上去做"客"了。

人类能不能离开太阳系，飞到其他的恒星上去呢？能。人类的使者——美国的"旅行者"2号探测器，已携带着人类为它录制的"地球之音"，离开太阳系，飞向茫茫的宇宙深处去了。

人类要离开太阳系，就必须克服太阳的引力。由于太阳的质量远比地球大得多，根据万有引力定律，需要的脱离速度就更大。为此，除了借助地球绕太阳的速度外，还要再加上一个16.6千米/秒的速度。这个速度叫做第三宇宙速度。

由万有引力定律，我们知道，地球对卫星的引力是随着高度的增加而减小的，即人造地球卫星离地面越高，重量越轻。这样一来，卫星的环绕速度和脱离速度就要随着高度的增加而减小了。也就是说，人造地球卫星轨道越高，其环绕速度和脱离速度越小。但是，发射到这个速度的人造地球卫星所需能量并没有减少，因而需要更大的运载火箭为它提供能量。

速度，使物体运动变化无穷。

（刘绍球）

征服超低温世界

是谁在开玩笑

天空飘着鹅毛大雪，寒风呼呼地刮着。该给军队发棉大衣了，彼得堡军用品仓库管理员打开了仓库。崭新的军大衣散发着新棉布的气味，可是大衣上的锡纽扣一个也没有了，在钉纽扣的地方，只留下一小团灰色的粉末。纽扣哪里去了呢？管理员百思莫解。这件事发生在近二百年前。为了寻找这个问题的答案，彼得堡科学院的科学家伤透了脑筋。

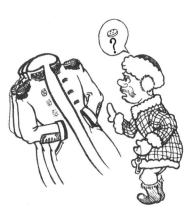

20世纪初，英国著名探险家斯科特率领一支船队，浩浩荡荡直奔南极。南极洲遥遥在望，大家都在紧张地为登陆做准备。突然，船上油库的焊口全裂开了，焊缝上的锡变成了灰色粉末。这次探险被迫中断。

是谁在开玩笑？后来人们才知道，是寒冷。寒冷就像魔术师一样，把锡块变成了锡粉。

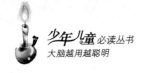

冰棍算不算冷

夏天吃冰棍,会觉得全身生凉。冰棍冷吗?冰棍的温度只有零下几摄氏度,还不及我国北部冬天的气温低。在我国北部,冬天冷到零下二十几摄氏度是极平常的事。可是,这些地方还不算最冷。地球上最冷的是南极洲的南地磁极。1960年8月24日,苏联科学家在那里记录到零下88.3摄氏度的低温。这是地球上从来没有过的最低气温的记录。因此,人们把那里叫做"世界寒极"。

同月亮相比,地球上的寒极还算是暖和的哩!在月球上,照不到太阳的那一面的温度可以降到零下160摄氏度。

可是,这还不是最低的温度。在宇宙深处,温度竟能低到零下270摄氏度左右。

寒冷到底有没有尽头呀?

有的。科学家已经找到了这个尽头。这个尽头是零下273.16摄氏度。我们把它叫做"绝对零度"。

让超低温为人类服务

在寒冷的世界里,物质的性质会发生很大的变化。前面所说的锡变成了粉末,就是一个例子。

到了零下200摄氏度以下时,橡胶和水果会变得像玻璃一样脆;水银成了固体,而且可以锤成薄片;鸡蛋摔在地上,会像皮球一样弹起来;氧气变成了白色的砂子;其他气体也都冻成了固体。

人们把零下200摄氏度以下的低温,叫做"超低温"。

研究各种物质在超低温世界里的性质,可以进一步了解物质构造的本质,更好地利用各种物质来为我们服务。

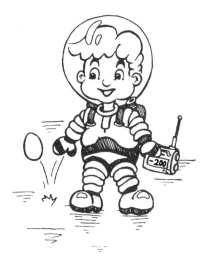

举例来说：目前的电线都是用铜和铝做的，因为铜和铝导电的性能最好。可是，铜丝和铝丝也不能让电全部传走，总有一小部分电在半路上变成了热，消耗掉了。科学家发现，在超低温状态下，金属的导电能力可以达到100%。他们把这个现象叫做超导电状态。利用金属的超导电状态，将来也许可以把电传到很远很远的地方，而没有一点儿损耗。

再举个例子：现在，载人宇宙飞船已经上天了。以后宇宙飞船将越飞越远，进入接近绝对零度的宇宙深处。如果我们事先不了解各种材料在超低温环境下的性质，就不可能找出适合制造宇宙飞船的材料。要是宇宙飞船像前面所说的英国南极考察船那样，临时出了毛病，那就要造成意想不到的事故了。

向"绝对零度"进军

为了彻底揭开超低温世界的秘密，全世界的科学家们正在积极地向零下273.16摄氏度的"绝对零度"进军。

在19世纪后期，科学家就已经能够把绝大多数气体冷冻成液体。当时只剩下氮、氢、氧等几种气体不能变成液体，人们把它们叫做"永久气体"。

到19世纪末，人们获得了零下200多摄氏度的温度，一些"永久气体"在这样的低温下，终于也变成了液体。1908年，科学家把最耐

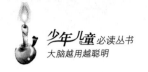

冻的氦气也变成了液体。后来，科学家不但能使一切气体变成液体，并且能使它们进一步冻成固体。

然而，这样的温度离"绝对零度"仍然有一段距离哩！科学家继续挺进。越往前走，困难越大。正像运动员攀登珠穆朗玛峰一样，在接近顶峰的时候，每迈进一步，不知道要增加多少困难。1958年，他们终于第一次进到距离"绝对零度"只有五万分之一度的区域。

还剩下五万分之一度了。要拿下这五万分之一度，还不知道要付出多么大的精力呢。少年朋友们，好好地用知识把自己武装起来吧！也许你们还有机会参加夺取这最后的五万分之一度的战斗哩！

（文有仁）

星座

所谓星座，其实是人们仰望星空时"因星生象"而想象出来的图形。我国古代的四象二十八宿，即是如此。古人见众星排列弯曲如龙体，红星居其正中如龙心，前方两大明星恰似龙角，乃得苍龙之形连蜷于左，且名之为心，为尾，为角和大角；又见参星似猛虎躯体与四爪，觜为首，伐为尾，便有白虎之体猛踞于右；因虚危二宿五星似龟背隆起，方有灵龟圈首于后；因柳宿钩若凤头，翼宿既弱且众，有如茸茸鸟羽，遂有朱雀奋翼于前。又如西洋星座：天鹅展翅，天龙蜿蜒，明珠一圈成北冕，两两相依为双子，人马拉弯弓，猎户斗金牛，等等，也都是由星象而来。由此可知，星座的造型必须以星象的排列为依据；否则，就失去了星座图形的灵魂，与其他别的图形没什么两样了。

诚然，观赏星座有如聆听交响乐，各有所感，各得其形。而现代国际通用的88个星座主要来自希腊神话，如猎户、武仙、人马、天鹰、天琴、巨爵；最早的甚至起源于古埃及，如宝瓶、后发；也有个别的由来于人物和地名，如印第安、山案；17世纪以后陆续追加的星座，基本上是当时新发明的科学仪器，如网罟、时钟、望远镜、显微镜等等。

为力求展现星座形象的本来面貌，多年来笔者遍历东西半球，到处寻觅，时时留意，查考星座由来，物色有关人与物的最适合形象。无论希腊瓶画或近代的科学仪器，无不博采广纳。然后，根据"因星生象"的原则，按星象排列布局，绘出草图，几经修改，才做成88星座图绘，谨奉读者。（星座图绘附于文后。）

（闵乃世）

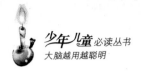

北天星座（左）

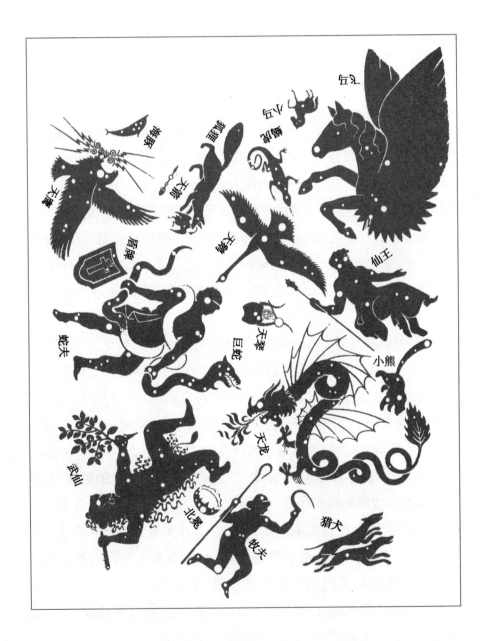

北天星座(右)

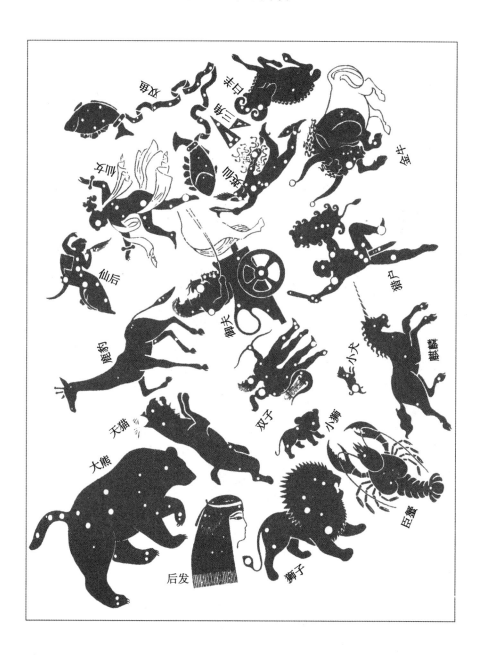

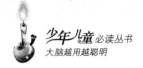

南天星座（左）

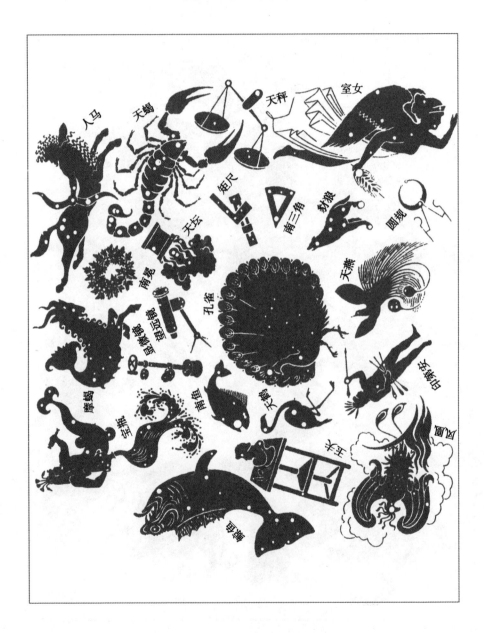

南天星座（右）

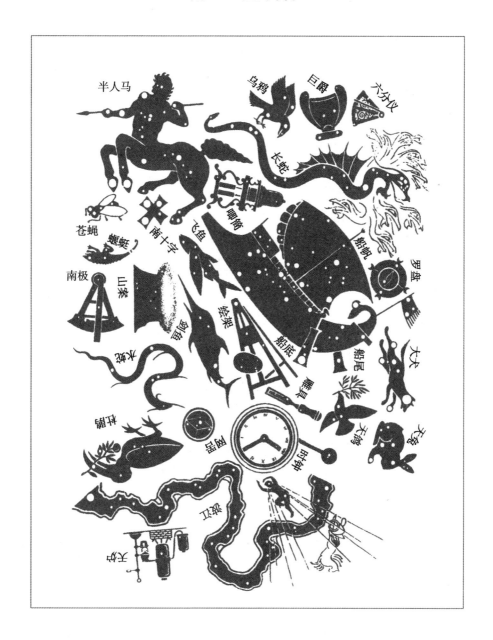

中秋话明月

穆穆兮金波

夜晚望晴空，那时圆时缺的明月，是自然界很美丽的一种景象。清秀柔和的月光，经常是人们欣赏吟咏的对象。我国古人把月光描写为"金波"、"桂华"。《汉书》里有这样一句话："月穆穆兮金波。"意思是说，金黄色的月光是柔和的、清秀的。看到月面上较暗的部分像一只蟾蜍或一只兔子，便把月亮称为"银蟾"、"清蟾"、"玉兔"。善于幻想的人还编出了一些和月亮有关的神话，最有名、在我国流传最广的就是嫦娥奔月的神话，许多戏曲以它为题材而在中秋节前后或其他的时候上演。有时还把嫦娥和蟾蜍等同起来。张衡《灵宪篇》里说："羿请不死之药于西王母，羿妻嫦娥窃之以奔月，是为蟾蜍。"这样，蟾蜍就是月精（《春秋》），就是嫦娥。但另一些地方（《五经通义》）又说，月中的兔子是阴性的，蟾蜍是阳性的。其实，这种矛盾是容易解决的。月亮上根本没有什么兔子、蟾蜍、嫦娥、吴刚。今天我们知道，月面上较暗的部分乃是较平坦的部分，这些广大的平原如同镜子一样把太阳光的大部分反射到另一方向去，反射到地球这个方向来的太阳光比月面上较不平的山区所反射来得少，因此月上的山区显得亮些，平原地区则显得暗些。

月光下，常使人想起不在一处的亲友，想起故乡，这主要是由于联想到在同样的月夜里和亲友们在一起的情况。这样的联想是很自然的。月下怀念故人和故乡，是古来许多优美诗词的主题。大家最熟悉的是李白的《静夜思》诗：

床前明月光，疑是地上霜；

举头望明月，低头思故乡。

古今中外的文学家由清秀、柔和的月光得到启发，而创作出许多不朽的文学作品来。苏东坡就在一个中秋夜里写出了一首《水调歌头》词：

明月几时有？把酒问青天。

不知天上宫阙，今夕是何年。

我欲乘风归去，又恐琼楼玉宇，高处不胜寒。

起舞弄清影，何似在人间！

转朱阁，低绮户，照无眠。

不应有恨，何事长向别时圆？

人有悲欢离合，月有阴晴圆缺，此事古难全。

但愿人长久，千里共婵娟。

月有阴晴圆缺　此事古难全

明月是广大群众欣赏的对象，同时又是对自然现象有兴趣的人们思考和研究的对象。月亮圆缺和在天空上运行的规律性，很早就被利用于历法的制订工作中。要研究月亮，首先要回答这个问题：为什么月亮有盈亏现象，为什么太阳没有这种现象？今天我们知道，月光是月球反射的太阳光，由于日、月、地三个天体的相对位置经常在改变着，才产生了盈亏现象。"月有阴晴圆缺，此事古难全。"这是诗人感叹的话。如果月亮没有圆缺现象，夜夜望月，那当然很好；对于

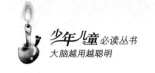

夜间旅行，尤其是船只、飞机夜间航行，将十分有利。但月亮盈亏乃是自然界客观存在的一种现象，不是凭主观愿望所能随意改变的。

过去，欧洲有不少人认为，月光来自日光的看法是意大利达·芬奇于15世纪首先提出来的。事实上，在我国和希腊都很早就有人提出这种看法。公元元年前后，我国西汉末期写成的古书《周髀算经》里已经有"月光生于日所照"的话，在其他一些古书里也有类似的话。宋代沈括在《梦溪笔谈》卷七里甚至教大家如何做一个实验，来理解月亮盈亏的原因。他说："日月之形如丸，何以知之？以月盈亏可验也。月本无光，犹银丸，日耀之乃光耳。光之初生，日在其旁，故光侧而所见才如钩；日渐远，则斜照，而光稍满如一弹丸。以粉涂其半，侧视之，则粉处如钩；对视之，则正圆。此有以知其如丸也。"

公元前5世纪希腊雅典派哲学家阿那萨古腊认为月亮是反射太阳光才明亮的，月食是月亮走进地影里去，月亮和地球同样具有固态的外壳。由于这些看法，他被控告为亵渎神灵，反动统治阶级竟判他死刑。通过他的一个弟子的营救，死刑改为流放。在反动势力当权的社会里，为真理而坚持斗争的人付出了多大的代价呀！

一年明月今宵多

中秋节是我国民间的一个传统节日。每逢这个节日，就吃月饼、赏月。一般人总认为，中秋夜的月亮是最亮最圆的。"月到中秋分外明"，这种想法已经有很长的历史了。南宋吴自牧所著《梦粱录》里说："中秋之夕，月色倍明。"

从科学上来看，中秋月比其他的望月更亮，是没有根据的。这种看法可能具有主观的原因。冬天太冷，很少人晚上到户外欣赏星月。春天是百花盛开的季节，人们在工余时间注意力较集中于赏花上面，对月亮注意较少。夏天晚上在户外乘凉，注意力又被看得较清楚的银河占去。七夕前后，谈论牛郎织女的故事，欣赏晚饭后出现在南方天空上的天蝎座和人马座，欣赏那红得像火星的心宿二。秋天，天气不热了，晚上天蝎座已十分偏西了（"七月流火"），这时候人们的注意力便集中于月亮上，愈看愈觉得月亮明亮可爱。事实上，秋月本身并不比其他季节的月亮更亮。

望月的时候，对地球而言，太阳和月亮位于正相反的方向。夏天，太阳从东北方升起，在西北方落下；望月则从东南方升起，西南方落下。冬天，情况正好相反。因此，夏天日光多、月光少，冬天日光少、月光多。中秋夜月光比夏天多，这就是说，从月出到月没的时间间隔比夏季每月的望日要长，半夜时月亮也要高些。这也是"月色倍明"的一个原因。但比起冬天的望月来，则中秋夜的月光要少些。因此，韩愈的一句诗"一年明月今宵（指中秋夜）多"，也是不合事实的。

一个朔望月平均包含29天12小时44分。规定朔一定在夏历每月初一，朔之后再经过14天18小时22分钟才是望，因此望月常不是在十五晚上，而是在十六晚上。由于朔望月的长度可以与平均值相差到6小时，因此，望月也可能延到十七晚上才发生。这样看来，中秋节晚上看到的月亮常不是满月，当然也就说不上比其他月份的满月更圆了。当然，也有"望"恰好发生于中秋夜的年份。

上面的分析，一点儿也不影响对中秋月的欣赏。中秋作为一个民间节日，完全可以长久保持下去。在这个节日里，按照我国流传已久的风俗吃月饼，赏明月，同时也可以谈谈同月亮有关的科学问题。

关于中秋吃月饼的风俗，在我国至少有一千多年的历史。宋代书中（例如周密著《武林旧事·市食》）已提到月饼。明代田汝成著《西湖

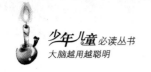

游览志》说得十分具体："中秋, 民间以月饼相遗, 取团圆之义。"

细比半两钱　大至尺口磬

　　月亮有多大呢?有人说像一个菜盘子那么大, 或篮球那么大。如果你多问一些人, 将会得到很不相同的答案。清代诗人赵翼在《瓯北集》四十一卷里有一首诗, 生动地讨论这个问题:

　　　　举头望明月, 大如五寸镜,

　　　　谓众目皆然, 圆规有一定。

　　　　忽闻小如杯, 儿语实骇听。

　　　　因之遍诹访, 令各说围径。

　　　　细比半两钱, 大至尺口磬。

　　　　始知眼光异, 尘根有殊性。

　　　　譬若长短视, 远近相去琼。

　　　　花看雾中昏, 毫察秋来炳。

　　　　即事悟学功, 格物非易竟。

　　　　老夫年七十, 识月犹未尽。

　　　　如何执成见, 辄负鉴裁柄。

　　这位诗人的科学精神是值得钦佩、值得学习的。这个问题初看简单, 事实上却不然。

　　月亮在一个椭圆轨道上绕地球运转, 因此, 它同地球的距离有时大些, 有时小些。角直径也随着距离在变化着, 最大为33分30秒, 最小为29分22秒, 平均为31分5秒, 因此, 月亮直径与平均距离的比率为1∶111。是否角径和月亮一样大的东西由我们看来就应当和月亮一样大呢?理论上应当如此, 但实际上不完全这样。如果是这样, 一个1尺大小的盘子应当搁在111尺的地方, 5寸大小的盘子应当搁在55尺的地方，看起来才和月亮一样大。而人民币1分的硬币也需要搁在5.64市尺远的地方，其角径才和月亮一样大，但看来不会有人认为月亮和1分硬币一样大。这样，月亮看起来和什么东西一样大，这个问题基本上不是天文学研究的问题，而主要是心理学和生理学问题。每个人通过自己的印象和联想，便主观地认为月亮大如五寸镜，或大如杯，或大如半两钱，或大如尺口罄。

从地面上相距较远的两个地点对月亮进行三角测量，就可以相当准确地定出其距离。近年来利用雷达方法，从发出微波和收到由月亮反射回来的回波的时间间隔更准确地定出距离。月亮和地球的平均距离是384400公里。月亮的直径是3476公里。赵翼停留于月亮视大小的讨论，而没有进一步追究其真大小和距离，这是一个缺点。他所说的"即事悟学功，格物非易竟"，这两句话却值得我们深思。

琼楼玉宇　高处不胜寒

月亮上面冷吗，冷得怎么样？月亮上面有人吗，有生物吗？

精密的测量结果表明，月面向着太阳的部分和背着太阳的部分，温度差得很多。太阳最高时（中午），温度高到127摄氏度；半夜时，温度低到零下183摄氏度；日出日落时，温度为零下50摄氏度左右；日落后1个多小时，温度便降到最低值。因此，月亮上的夜间是很冷的，中午前后则非常热。必须记得，月亮上的一昼夜等于地球上一个朔望月。昼夜较长是月面温度变化剧烈的一个原因。

温度变化剧烈的另一个原因是月亮没有大气，因为月亮的吸引力不足以保持大气。近年来用光学方法和无线电方法测量的结果表明，月亮上若有空气的话，其密度也小于地球大气的百亿分之一。月亮上有时也发生火山爆发。爆发时，会有大量气体从内部跑出来，但

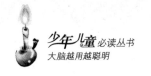

很快就离开了月亮。月亮上没有大气，因此就不可能有水。若有水，太阳光一晒就变成水汽，水汽很快就跑掉了。在没有空气和没有水的月面上，不可能有像在地球上的各种需要空气和水的生物。

近年来，航天飞行事业发展得很快。1961年4月和8月间，人类成功地发射了两个载人的环绕地球的飞船。人上月亮，看来已经是可以实现的事情了。到了月亮上面，如何适应那边的情况呢？看来空气（主要是氧气）和水是必须带去的。温度的问题是容易解决的，因为月壳的导热率很低，温度在一昼夜间作很大变化的只是表面很薄的一层，表面下1米多深的地方，温度几乎是固定的，约为摄氏零下几度。因此，刚到月亮上的人，只要挖一个不深的地洞或穿戴宇宙服装，就可以解决温度问题。

起舞弄清影　何似在人间

人到了月亮上以后，会发现走路轻快得很，爬山也一点儿不吃力，4米宽的沟，轻轻一跳就过去了。因为月面上重力加速度只有地面上的1/6。神话中的嫦娥仙子是不存在的，但人间的舞蹈家到了月亮上，跳起舞来都更为轻盈了。

由于月亮上没有大气，在月面上所看到的天空永远同在地面上夜间所看到的天空一样。在月亮上，白天黑夜都可以看到星星，星星都比地面上所看到的亮。月亮上看到的太阳与在地球上看到的一样大，但光耀夺目。航天飞行员已经在飞船里看到这种景象了。在月亮上看到的地球，其角径约为地球上看到的月亮的4倍，亮度则为80多倍，也像月亮那样时圆时缺。地球上月朔时，月亮上"地望"。"地朔"时，在地球周围可以看到一个光环，那是地球大气折射和散射太阳光形成的。在月面上任何地方所看到的地球，经常在天空上的同一个位置，只略向上下左右移动。在月面中心经常看到地球在天顶（天空最高点)附近。因为月亮自转一周和绕地球转动一周需要同样的时间。在月球背面绝大部分的区域，则永远看不到地球。

识月犹未尽

望远镜发明300多年来，人们一直在观测月亮，研究月亮。20世纪40年代以来，也用射电天文学的方法研究它。航天飞行事业兴起以后，又多了一种研究月亮的强有力的方法。1959年起发射的一些宇宙火箭以探测研究月亮为其主要目标，在人类历史上第一次拍摄到月球背面的照片，发现月亮没有磁场，在月亮周围没有像地球周围那样的辐射带。这些研究结果都是很有用的资料。虽然如此，我们仍须承认人类今天对月亮的了解还是不彻底不完全的。关于月亮环形山的起源这个争论200多年的老问题，仍未解决。可能一部分环形山是由爆发形成的，另一部分则由于陨星撞击而形成，但要下这样的结论，还需要充分的根据。至于整个月亮是如何形成的，也仍未解决。它可能是由地球分出去的，也可能和地球大致同时由一团弥漫物质凝结而成。当人踏上月面，现场研究月面的结构、月亮的化学组成时，一定会获得对解决这些问题有帮助的宝贵资料。

月亮运动规律的掌握，是天体力学中繁复困难的一个任务。发现万有引力定律的牛顿已经在研究月亮运动，他说最使他感到头痛的就是这个问题。经过其他许多科学家的继续研究，才算是大致掌握了月亮运动的规律。20世纪初，勃朗推出的月亮运动公式有1000项以上，写满256页。但今天认为这个公式还不够令人满意，月亮运动中还经常出现一些未能解释的偏差，还需要继续深入地研究。这种研究对人造天体运动规律的掌握是有帮助的。

（戴文赛）

地球与月亮*

　　在太阳系的大运动场上，如果从北方的天空往下看去，运动员中第三个接近太阳的便是腰大1万多公里①，质量6亿亿亿公斤的地球。它沿着跑道以反时针方向绕着太阳飞跑。这跑道是椭圆形的，但非常接近于圆形，平均半径大约是1.5亿公里。

　　地球一面跑着，一面却沿着自己的轴旋转，像一个跳快三步舞的人。它旋转的方向，从北方看，也是反时针的。当这个舞蹈家在跑道上跑完一圈的时候，它面向着阳光的次数是三百六十五又四分之一次，时间恰好是过了一年。

　　环绕在地球身边的舞蹈家，是纤小的月亮。她的质量只有地球的1/80，身材也只有1/4。当地球自转27次多的时候，她才绕过了1周。她绕地球的转动也是反时针的，同时她也有自转，像一个彬彬有礼的舞伴，自转的速度正好使她始终用同一面对着地球。

　　因为全场上只有太阳是发光的，所以不论是在地球或在月亮上，只有对着太阳的一面才被照亮。我们住在地面上的人，当他所住的地方跟着地球的自转转到了有阳光的一面时，我们说这是白天；相反的，我们便叫做黑夜。很明显，以太阳作为标志，每当地球自西向东地自转了一周，除了在南极或北极附近以外，地面上任何地方都经过了一个白天和黑夜，都可以看到太阳自东升起，驶过天空，又向西

---

* 本文为节选。

138

落下，接着是黑夜的降临。

太阳的照明和地球的自转，是地面上昼夜的成因。

我们把地球自转轴所指的方向叫做南北。地上的一切，包括山岳、海洋、空气……都随着地球的自转而在空间兜着圈子，其中以赤道上各地方所兜的圈子最大，因而那儿的空间速度也最高(每小时达2670公里)；南北极就处在自转轴上，地球自转并不带给它们位置上的移动。

当赤道上的热空气上升时，两旁比较靠近赤道地方的空气就来填充，因为赤道上的空气跑得快，两旁的空气跑得慢，它跑向赤道，却又跟不上来，周围的平原和山野又不够崎岖，不能抓住它，不让它落后，因此在赤道的两旁，经常遇得到一种向西面吹的风，就是信风，即赤道以北的东北风和赤道以南的东南风。如果地球没有自转，那么，大气并没有任何理由向东西方向经常流动。这种风的存在，在很仔细的考虑下，也可以作为地球自转的一个证明。

月球离我们并不太远，很多人在地面上旅行过的路程都可以超过月球和地球之间的距离。不过，正如我们前面所看到的，月面上的地理情况却非常特殊，要到月亮上去，就不得不做适当的考虑。

我们并不是第一个想到月亮上去的人，远在很古的时候，就已经有了嫦娥奔月的故事。这故事本身多少有些悲剧的意味，但是嫦娥和她的月宫，不论在民间的传说里，或诗人的口中，都已经绘成了一幅美丽的图画。

假如嫦娥果然在今天下降，那么，和她至少有着一个共同志趣的我们，也许可以不嫌冒昧地问问她关于奔月的经验。

神话里说，嫦娥在吞进了灵药之后，就抛弃了她的爱人，独自飞向月亮里去，那当然是一个有月的夜晚。她飞升的速度无疑地要超过每秒钟11.2公里；不然，她就掉回到地面上来。

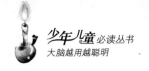

只一转瞬，她已经离开了地面上空气浓厚的地方(这时她的灵药应当能使她免去窒息和血管爆裂的危险)，天上不挂一丝云彩，只有明朗的月亮和剑锋一样明锐的星光。天的颜色从青蓝变为漆黑，她渐离渐远，终于完全脱离了地上的大气和尘埃。

前途是寂静的，只有幽灵似的流星在面前交织着。嫦娥的旅程不至于过长。在一段时间之后，她安全地到达了月亮。

这是一个晴朗的白天，阳光射在山陵和平原上，惊人地耀眼。实际上，在住过一些时间之后，嫦娥发觉月上的气候没有不晴朗的，但她一定就此厌倦了这种晴朗。因为月上没有空气、水汽或尘埃，使奔月的人失去了她在故乡所常见的晨昏霞彩，失去了诗意的清风和流水，也失去了云、雾、雨、露、霜、雹和雷霆，她现在所遇到的是炎热的白昼。因为没有空气的调节，那儿的温度可以高过地面上的沸水。到了夜晚，寒冷便会骤然降临，一刹那间冷到-150℃。月上的日子是漫长的，在地上过了一个月的时候，那儿才是一昼夜。嫦娥在那里看不见什么琼楼玉宇，只有辽阔的沙漠和峥嵘的山岭。她终日里独自徘徊着，遇不到一株草或一条虫。在无尽的寂寞里，她只有躲在环形山内，躲避酷烈的日光，度过严寒的夜晚。唯一的安慰似乎只有遥望着她的老家——地球。这在她那边看来，像是一个很大的圆盘，比她在地上所看见的月亮要大过13倍多。当"地圆"的时候，它的亮光差不多是80个满月的光。

嫦娥不能用唱歌来安慰她自己，因为没有空气来传播声音。默默地，她度过着一日一度的寒暑。这多年来，她一定很懊悔偷服灵药了。

如果她是个天文爱好者，那么，她可能熬着这些苦痛找到更大的欢乐。因为在没有大气反光的情形下，星星可以不分昼夜地悬在空中，任凭我们观测。它们的光丝毫不会闪动，丝毫不被扰乱或吸收。我们可以观测到它们的全貌，比在地面上时的"眼界"真要开阔了万万倍。而太阳呢？则比在地上可看到的要显得更亮，不用在日食的时候，我们也可以任意地看到太阳外围的熊熊火焰。

总之，在那儿漆黑的天空背景下，所有的天体都看得更真实、更全面。只有一个例外，那便是流星。

所谓流星，实际上是飞投到地上来的石块，在和地球大气猛烈相擦而在"焚烧"的过程中，起了光亮的痕迹。月球上没有大气，当然也不会使得流星"焚烧"。在月球上所遇到的是这些飞得比任何炮弹都快的石块，不断地轰击着月面。无疑的，这个带有威胁性的事实，这多年中必定大大地影响了嫦娥的情绪。

上面说过，月面上所感到的月心吸力只有地心吸力的1/6，因此，嫦娥在散步的时候，会感到特殊的轻快，她只要用1/6的气力，就可以走得和在地上时一样快。当她初到月上的时候，必定曾惊奇于自己精力的充沛。她一跳可达1丈多高；爬山的时候，也不必那么用力，就可以登上了高巅。在地上五六十斤重的石头，她这时可以不很费事地举起来。

这样说来，月球上确实是个开展文娱体育活动的好地方。我们可以想象到，在月地交通发达之后，到月球上去表演闹天宫，倒是很有趣的情景，只不过，演员们都得预先学会哑巴戏。这对戏剧而言，恐怕减色很大。

在月亮上跳起来，可以又高又远，落下来时，速度是地上的1/6。这可以带给性子不太急的人以无比优雅的姿态。所以，将来在那里演出的节目中，也许闹天宫还远不如芭蕾舞引人入胜……

（张钰哲）

到宇宙去旅行

夜色渐渐地笼罩了大地，黑夜来到人间。天上闪耀着美丽的星星。它们像大海一样，无边无际地出现在我们的面前。自古以来，天上的星星就和人类的生活有着密切的关系。星星在天空的位置和它们有规律的移动，帮助了人们在陆地和海洋上找到自己的位置，不会迷失方向。什么星星出现的时候，应该播种；什么星星出现的时候，是该收割的季节了。可见天文学是和农业生产有着密切关系的。我国是世界上天文学发达最早的国家之一，我国古代的天文学就是在密切配合农业生产的基础上发展起来的。

人们把天上的星星，三五成群地组成了各种图案，那就是星座。北斗七星是属于大熊星座的，用它可以帮助我们找到指引方向的北极星。

由于地球从西往东自转，星空也就有了东升西落的现象。随着地球绕太阳的公转，四季星空各不相同：

春天夜晚，我们可以看到雄伟的狮子星座；

夏夜，有天蝎星座，还有在银河两岸的"牛郎"和"织女"；

秋夜星空的中心，是一个由亮星组成四方形的飞马星座；

冬天，可以看到明亮的猎户星座和全天最亮的恒星——天狼星。

漫游月球

东方升起了月亮，月光普照大地。

月亮比地球小，它的直径大约是3500公里[①]。古时的人们把月亮上的黑影看成人或树。在我国民间的传说里，把月亮描写得非常美丽，说是有嫦娥在跳舞，有桂树在飘香，还有小兔子在捣药……其实，这些仅仅是想象罢了，那是不可能的事情。现在，利用天文望远镜，我们可以把月亮看得清清楚楚。

月亮上有广大的平原和高低不平的山地。月亮上的环形山有好几万座。那里几乎没有空气，更没有水，日夜温度相差200多度。因此，月亮是一个没有生命的世界。

月亮的质量比地球小。对同一个物体来说，月亮对它的吸引力只有地球的1/6。我们每个人在月亮上都可以跑得快，跳得高，想要打破地球上的世界记录，那是轻而易举的事情。

在太阳系里

在星空中，有时会发现几颗明亮的星，它们不属于任何星座。经过几十天观察，你会发现它们在星空中慢慢地移动着位置。这几颗星就是地球的"兄弟姊妹"，也是围绕太阳运行的行星。我们肉眼能看到的，有水星、金星、火星、木星和土星。

金星常常出现在傍晚的西方天空，或者辉耀在早晨东方的天空里。红色的火星比地球小。

最大的是木星，它比地球的体积大了1300倍。最美丽的是土星，它有一个漂亮的光环，用天文望远镜可以看到。这个光环是由环绕在土星周围旋转着的微小物质形成的。

太阳系里最远的两个行星是天王星、海王星。只有用望远镜，才

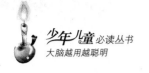

能看到它们。

太阳的家庭里还有许多的流星和彗星。我们在夜晚看到的流星，是走进地球大气层来的流星体(石块或铁块)。它们与大气猛烈碰撞后发光发热，就形成流星现象。

流星体的残余部分掉到地球上来，就是陨星。我们有时可以在博物馆和天文馆里见到这些"宇宙来客"。它们主要是由铁、镍和岩石组成的。宇宙间的物质，不管存在于哪个星球上，它们只有形态上的不同，而没有本质上的区别。

有着长尾巴的彗星，更能引起人们的注意。过去有人把彗星叫做"扫帚星"，以为彗星出现是灾难降临的预兆。这是没有根据的。其实，彗星大部分是由稀薄的气体组成的。在接近太阳的时候，受到太阳辐射的压力作用，彗星气体被推向后边而形成尾巴。

恒星与银河

太阳系虽然很大，然而它只是宇宙间很小的一部分。除了几颗行星以外，天上的每一颗星都是一个恒星，它们都是一个个遥远的太阳。我们用光年来计算星星的距离。一光年等于光走一年的路程，大约为十万万万公里。

大家熟悉的织女星，和我们的距离为27光年。织女和牛郎星之间的距离有16光年。假如牛郎给织女打一个无线电报，这个电报一来一往就要32年。可见恒星距离有多么遥远。牛郎、织女渡河相会，是一个美丽的故事，故事不等于事实。

隔在牛郎和织女之间的白茫茫的光带，叫做银河。用望远镜可以看得出，银河是由许许多多的恒星组成的。银河只是从地球上看去银河系中密集的一部分。银河系约有1000万万颗恒星，它像一个扁圆的铁饼。从侧面看去，很像一个织布的梭子。银河系的直径约为10万光年，太阳系就在它的边缘附近。银河系又只是宇宙海洋里的一个小岛。

无限的宇宙

离我们较近的另一个"银河系"——河外星系，就是仙女座大星云。它与地球的距离在200万光年以上。

猎犬座的河外星系，离我们更远。从形状看得出，它有着激烈的运动，所以才具有旋涡形状。可见在宇宙中的物质，小到原子世界，大到恒星宇宙，没有静止不动的东西，物质都是在运动着和发展着的。

用了现代最大的天文望远镜，已经探测到的河外星系已有10万万个。最远的达100万万光年。就是在这样的宇宙"深处"，仍然没有找到宇宙的边界。是的，宇宙是不会有边界的，宇宙是无限的，宇宙是物质的。在匆忙短促的"宇宙旅行"中，只能得到一小部分星球世界的印象，而无限的宇宙还有待于我们去进一步认识呢！

我们的"宇宙旅行"虽然短促，然而让我们开了眼界，增长了不少知识，使我们认识到人类的劳动和智慧的伟大。因为有了人的劳动和智慧，才可能揭露宇宙的秘密，才能征服自然，改造自然，为祖国社会主义建设的伟大事业贡献出更多的力量。

（李元）

成云致雨浅谈

我们生活在大气的海洋里。战斗在祖国每一条战线上的同志们，无不经历着各种各样的天气。有时白云朵朵，风和日丽；有时狂风呼啸，电闪雷鸣，乌云密布，大雨滂沱；有时雨后放晴，斜阳西照，彩虹当空舞，景色多瑰丽；有时细雨霏霏，有时雪花纷飞……所有这些大气现象都与千姿百态的云有关。如果我们把地球大气看做演出"天气戏剧"的一个庞大舞台的话，那么，可以毫不夸张地说：云就是活跃在这个舞台上的"主角"。

云是怎样形成的呢？还得……

从大气中的水汽讲起

水，汽化以后就变成水汽。水汽同空气中的氧、氮、二氧化碳等气体一样，是无色无臭和看不见的。但是，要证明它的存在也很容易。我们只要把一壶冷水放在较热的房间里，壶的外壁马上会出现一些水滴。这些水滴显然不是从壶里渗透出来的，而是房间里的水汽与冷的物体表面接触后凝结出来的。晴朗的黎明，作物表面的露水或者地上的白霜，也是由空气中的水汽变成的。那么，空气中的水汽又是从哪儿来的呢？我们知道，地球上70%的面积是浩瀚的海洋。每年从洋面上蒸发进入大气中的水汽，据估计达4.5万亿吨之多。另外，大陆上的湖泊、河流和地面，每年蒸发近1万亿吨水汽。这就是成云降水的水汽来源。

空气中能容纳的水汽量与温度有关。气温高，水汽含量多；气温低，水汽含量少。这大致说明一般夏天空气比较湿润，冬天空气比较干燥的原因。是不是空气中能无限止地容纳水汽呢？不是的。水汽与空气一样，也有压强，称做水汽压。当湿空气在同温度液体水的表面上保持动态平衡，即水面蒸发量与同时的水汽凝结量相等时，我们说，这部分湿空气已经"饱和"了。此时的水汽压即饱和水汽压，在饱和空气中，水也就不能再蒸发了，洗的衣服也晾不干了。在气象学上经常用到"相对湿度"这个术语。它是空气中的实际水汽压与同一温度下饱和水汽压之比，说明当时空气离"饱和"的程度。比值越小，离饱和越远，空气就干燥；比值越大，离饱和越近，空气就潮湿。

云是空气中水汽凝结的产物

　　弄清楚上述基本概念之后，我们来看看最简单的一块积云是怎样形成的吧(图1)。太阳使地面增热，增热了的地面又使贴地层的空气变热。热空气的密度小，便上升。由于大气压力是随着高度的增加而降低的，所以，上升的这块空气要膨胀，并对周围的空气做功。如

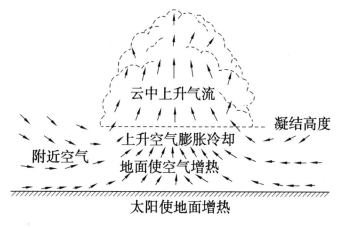

图1　因热力作用一块对流积云形成示意

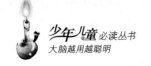

果气块上升比较迅速，来不及与周围混合，那么，这种过程是接近绝热的，亦即气块不与外界有热量的交换。于是，膨胀做功的结果只能降低气块自身的温度。前面我们已经讲过，在一定温度下，空气中能容纳的水汽量是一定的。当气块上升到某一高度（凝结高度）时，如果气块的水汽压大于同温度下的饱和水汽压，则多余的水汽就会附在盐粒、烟粒、微尘等凝结核上，凝结成小水滴（当温度低于0℃时，可形成过冷水滴或冰晶）。举一块典型的积云为例，极大部分云滴（包括水滴和冰晶）的直径为2微米到40微米。它们的浓度变化很大，在1立方厘米体积内为几个到几百个不等。这种小而密集的云滴降落速度很慢。以10微米的云滴为例，它在静止空气中，由于重力的作用，每秒钟只降落0.32厘米，一天也不过降落300米。如果云底以下的空气是未饱和的，那么，这个云滴在掉离云体不久早就蒸发完了。事实上，云中经常出现上升气流，这么小的云滴根本掉不下来，而是成团成片地悬浮在空中，构成我们日常看到的云彩。由此可见，有云不一定下雨，云滴要变成雨滴，需要某种过程。而且，掉出云体的雨滴必须在到达地面以前还未蒸发完，才能形成降水。

云滴如何变成雨滴

云滴和降水粒子（雨、雪、冰雹等）之间的根本区别，是水滴的大小。我们已经说过，云滴直径约10微米，小雨滴的直径为1毫米，即1000微米。由于水滴质量或体积是与其直径的三次方成正比的，所以，一个1毫米大小的雨滴需要由100万个10微米的云滴并合，才能形成。降水形成的物理过程，就是要回答云滴如何能在一定时间内长大成为雨滴，最终克服云中上升气流的支托而降落到地面这个问题的。

20世纪30年代中期，有人提出这样的理论，认为从云中降下来的雨、雪或雹，首先是云中有冰晶存在才引起的，并且断言，不含冰晶的云是不会下雨的，或者至多不过下点儿毛毛雨。

这种冰、水、汽3种相态共存的过程（下面简称三相过程）的理论，是根据当时的观测事实提出来的，亦即人们发现很多云中的水滴经常在0°C以下仍然维持液态，叫做过冷水滴。云中的冰晶主要由这种过冷水滴冻结而成。所以，通常在−10°C～−20°C范围里，冰晶的数目比过冷水滴少得多，于是便出现三相过程。也就是说，在零度以下的低温区里，相同温度下冰上的饱和水汽压低于水上的饱和水汽压。如果云中共存着过冷水滴、水汽和冰晶3种相态的话，则空气对于冰来说虽已经达到饱和，但是对于水来说却还没有达到饱和。换句话说，在这样的空气中，水滴将会蒸发，而冰晶将会由于水汽在它们上面凝华而不断增长（图2）。当冰晶从空气中吸取水汽的时候，水滴将不断蒸发以保持水汽的供应。这样，很快就能形成大的冰晶。当大的冰晶在云中下降时，它们把一路上与它们相接触的过冷小水滴和小冰晶合并过来，撞冻形成更大的冰粒。最后，这些冰粒在较低较暖的气层中融化，就成为雨，落到地面。如果不能融化的话，就作为雹、雪、霰等固体水质点，降落到地面。

上述理论能比较圆满地解释冷云降水（现象），所以直到40年代还为气象学界所公认。但随着观测事实的增多，人们发现许多地处热带的积云，整块云体的温度高于0°C，根本不存在冰水共存的三相过程，但同样能够降下可观的雨量。这就表明，对于这类暖云降水，一

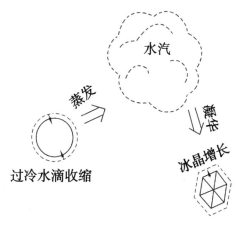

图2　三相过程示意图

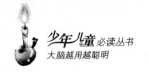

定存在另外一种机制，其中以重力碰并的说法比较完善。

重力碰并过程的原理很简单。由于空气中的水汽凝结核有大有小，某些吸湿性巨核的直径可达10微米，因此，云中水汽在核上凝结成的云滴也有大有小，加之云中各物理量（上升气流、含水量等）的时间和空间分布很不均匀，云滴在不同的环境中生长，其大小也不尽相同。当它们在大气中降落时，较大的水滴比较小的水滴降落要快得多，在其下降途中不断并吞小滴，从而变得更大，下落得更快，也就更迅速地并吞小滴。又因为云中上升气流是此起彼伏的，大水滴可以在云中多次上上下下，这样就有机会碰并更多的小水滴，而使自己不断增大。所以，即使有的云不是很厚，大云滴也有可能碰并到足够多的小水滴而长大成雨滴，掉至地面。

近年来，人们进一步考虑云中的湍流和电过程，并考虑云中这些过程的随机起伏现象，比较完善地解释了暖云降水过程。

水分循环和人工影响云雨

水从海洋和大陆表面蒸发变成水汽进入大气，然后被气流带至遥远的地区而凝结形成云，又产生降水，重新回到地球表面。其中，一部分直接落到海洋上；另一部分则落在大陆上，最后沿着大小河川汇入海洋。

通过大气中水分的蒸发、凝结、降水这种永无休止的循环，地球表面和大气之间的热量和物质得到了输送和转换，生命不息，运动不止，构成了形形色色的天气变化。太阳为地球大气的运动提供了巨大的能量，而水的相态演变及其运动又把其中很大一部分能量分布和输送到其它地区，影响着那里天气的变化。

我们研究成云致雨的规律，不在于能够解释它，而在于掌握这种客观存在的规律，去能动地改造它。无论赤地千里，还是暴雨洪水,都是与有没有云联系在一起的。人工影响局部天气,也是首先从云入手的。今天,我们不仅初步认识了成云致雨的科学道理,而且正在进一步探索和掌握影响水的相态变化和运动的方法,力图做到利用较小的能量去影响能量巨大的天气过程,使不利天气对人类活动所造成的损失和危害减小到最低限度,而使有利因素得到充分发挥,从而获得最大裨益。

　　"人定胜天"。可以预期,随着科学技术的不断进步,我们最终能从"云雨"中获得自由,千百年来劳动人民渴望的"呼风唤雨"的日子一定能够到来。

（阮忠家）

龙卷风

    天气变化是复杂的。茫茫大气好像一个神奇的魔术师，在时时炫耀自己的法术。在一本又一本的世界气象考察簿中，记载着蔚蓝天空、万道霞光、雨后彩虹、绚丽华环、日月风圈和海市蜃楼等空中奇景的形成原因，也写下了台风、寒潮、雷电、冰雹等灾害天气的生消过程。然而，最令人难忘的还是各种"怪雨"。

    王充话"谷雨"   公元55年，也就是东汉建武年间的一天傍晚，陈留郡(今河南省开封一带)突然乌云密布，狂风大作，暴雨倾盆。奇怪的是，降下来的雨水中混有大量的谷子。人们发现"谷雨"后，立即奔走相告，这一奇闻很快就传开了。反对朝廷的人散布"这是世道要变"；统治者却趁机大肆宣扬，"这是上天降瑞于大汉"，是帝王圣明，感动了上天，赐惠予百姓。东汉杰出的唯物主义哲学家王充则明确指出："夫谷之雨，犹覆云布之，亦从地起，因与疾风俱飘，参于天，集于地。人见其从天落地，则谓之'天谷雨'。"王充科学地解释了谷雨中的谷子是旋风从外地席卷而来的，揭穿了"天谷雨"是帝王圣明、上帝赐予百姓的谎言。

    粮仓"搬家"   1840年的一天，欧洲西南伊比利亚半岛上的西班牙海岸乌云蔽日，从天上降下了大量的"麦雨"，小麦和雨一齐从天上倒了下来。雨过天晴，猪、鸡、鸭齐出动，饱饱地进行了一次"大会餐"。对这次"麦雨"顺蔓摸瓜,追本穷源,用了两个多月的时间,终于揭开了"麦雨"之谜。原来,在两个多月前的一天,从北非摩洛哥天空乌云中向地面伸出了一个类似"象鼻"、旋转极快的云柱,把这儿一个装有麦子的大粮仓卷走了。它还毁坏了许多房屋建筑,伤害了不少人。

好厉害的"象鼻"!它把这儿的粮仓"搬"过直布罗陀海峡,飞越丛山峻岭,直到西班牙才降落。

天降"银币雨"　　1940年夏天一个晴热的下午,苏联高尔基省巴甫洛夫区米西里村一阵阵雷声震耳欲聋。雷鸣电闪中,夹杂着圆片状冰雹的倾盆大雨接踵而来。冰雹,不管小如豆粒,或者大如西瓜,形状基本相同,多为圆状、椭圆状,都为白色。像这种圆片状发暗的冰雹,人们还是初次看到,资料上也未记载。

仔细一看,这哪是冰雹?这分明是钱啊!是的,是钱。上面的俄文标明,这竟是伊凡第五时代的银币。

顷刻,雨过天晴,男女老少蜂拥而至,从地上拣起了数千枚古银币。这些从天而降的银币来自何方?原来,在米西里村附近的地下,贵族们埋藏了许多银币。当暴雨猛烈地冲刷大地时,这些银币所盖的土被冲掉了。接着,巨大的"象鼻"怪物把它们高高地举到天空。稍过一会儿,风力变小了,银币纷纷落下,成为一场举世罕见的"银币雨"。

坐享其"鱼"　　1949年夏天的一天,新西兰某地突然刮来一阵强风,大片乌云滚滚而至,暴风雨扑面而来。行人的雨伞被雨打得很响。啊,是什么东西从雨伞上滚下?定睛一看,原来是许多条鱼和暴雨同时由天而降。云消雨止,当地居民捡到了上千条鱼。这次"鱼雨"到底是怎么回事?原来是"象鼻"把海里的鱼吸到空中,和暴雨同时

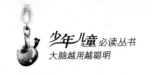
降落下来,怪不得水还是咸的呢!不过,这种坐享其"鱼"的事并不多见。

会"飞"的青蛙 1960年3月1日下午,法国南部地中海沿岸的土伦地区,突然,从街上传来许多人的叫喊声:"青蛙从天上飞下来了,快出来看哪!"天上的青蛙果真"飞"落到地下,有的摔得头破血流,有的幸存。这惊人的场面使许多人感到不安。原来,这"青蛙雨"又是那个"象鼻"搞的鬼。是它把别处池塘中的水和青蛙一齐卷入天空,带到本地降落下来的。

"血雨"、"虾雨"…… 1608年,法国一座小城发生过一次罕见的"血雨"。雨的颜色是红的,全城到处可发现血般的雨点。那也是"象鼻"把某地的红色颜料或花粉卷到空中,和雨一起降落的。

19世纪初,在丹麦足足下了20多分钟的"虾雨"。

此外,一些国家还发生过"海蜇雨"和"杏黄雨"、"金黄雨"、"翠绿雨"等五颜六色的雨。

显然,这都是那个"象鼻"搞的鬼!

"象鼻"——龙卷风 "象鼻"是什么?原来,这个怪物名叫"龙卷风"。我国群众还给它起了不少别名,例如"龙吸水"、"龙摆尾"、"龙倒挂"等等。

龙卷风分为海龙卷和陆龙卷两种。它是一个猛烈旋转着的漏斗状空气柱。它的上端与雷雨云相接,下端与地面或海面相接,看去犹如一根擎天大柱。当它伸到地面时,常常吸起大量尘沙、碎片,形成尘柱;当它在水面上通过时,能吸起高大的水柱。例如,1970年5月27日,湖南澧县一个龙卷,它经过澧水时,在江心卷起30多米高、几十平方米大的水柱。

龙卷风是很不稳定的大气的产物。当上下层空气温度相差很大时，空气容易上下翻腾，在平面上的表现就是一个旋转极快的涡旋——龙卷风。它常自上向下发展，上部是雷雨云，向下发展就是一条弯曲的"象鼻子"。

据统计，陆地国家都出现过龙卷风，每年全世界有记录的龙卷在千个以上。其中，出现龙卷风较多的国家是美国、英国、新西兰、澳大利亚、意大利、日本等。

龙卷的发生与强烈雷暴的出现密切相关。因为二者发生的条件是一样的。龙卷一般在暖季出现。没有雷暴的寒冷季节，只要具备强烈对流的条件，也可以出现龙卷。1963~1966年，英国记录了36个龙卷风，其中20个出现在1~3月。

我国各省几乎都出现过龙卷。西沙群岛，一年四季均可见到龙卷。

巨大的破坏力　龙卷旋转空气柱的直径绝大多数不超过1.5公里。它喜欢走直线，一般走几米、几十米，也能走几十公里或更多。它在短时间内，在小范围地区，可以造成强烈的破坏。

1925年3月18日，美国出现一个最强大的龙卷，风暴以每秒30米的速度走了360公里，沿途889人死亡，1980人受伤。

1956年9月24日，龙卷风猛烈地袭击了上海市东部的浦东、军工路与西郊真如等地。龙卷风竟把浦东江边一个11万公斤重、三四层楼那么高的空油罐举到半空，扔到120米以外的地方去。当它路过上海机器制造学校的时候，把一座3层教学楼吹坍，旁边的一座4层钢筋

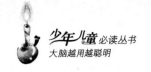

水泥建筑物被狠狠地削去一角。

龙卷风为何有如此之大的破坏力?

当然, 这与巨大的风速有关。龙卷里面的风速常常大于每秒100米。要知道, 每秒33米的风速就是12级大风。

另一个重要原因, 是龙卷内部气压很低, 造成内外强烈的气压差, 使龙卷经过的地方的建筑物和车辆发生爆炸。这个道理容易理解。比如, 氢气球升到一定高度, 由于高空气压比球内低, 球就会爆炸。再如一个密封的方形铁筒被抽成真空后, 外界压力比筒内大, 桶立刻会受压变形。

龙卷中的气压, 在几秒钟或十几秒钟内, 可下降大气压的8%。假定一个屋子内的气压是1个大气压, 即每平方厘米的重量为1.0336公斤, 当龙卷从屋顶经过时, 外面的气压突然降低了8%, 变成每平方厘米0.9509公斤了。但屋内气压并没有同时下降, 这种突然发生的内外气压差, 就对每平方厘米的墙或天花板作用83克重的力。如果天花板的面积是70平方米, 作用在屋顶上的力应是58吨左右。这种突然施加的力会把屋顶掀掉, 犹如屋内发生爆炸一般。

能预测吗? 龙卷如此之厉害, 它能预测吗?

20世纪70年代初, 气象学家举行过对龙卷的专题研究。

大家一致认为, 龙卷出现范围小, 在天气图上是反映不出来的, 而且它又常常发生得非常迅速和突然。但是, 龙卷到来之前, 留心观察, 总会出现一些值得注意的天气现象和特征。对此, 各国专家们举了不少例子。比如, 龙卷生成前大气很不稳定, 云系对流旺盛, 气压明显降低, 云的底部骚动特别厉害等等。这对于预报龙卷有一定的帮助。

最近十几年，有些国家组织了群众性的自愿的龙卷观测网。它负有观察并向当地气象台报告强烈雷暴和龙卷的任务，这对及时发现龙卷很有帮助(美国许多农家挖有地窖，用以躲避龙卷风)。但用肉眼观察，在时效和范围上都大大受到限制。

气象雷达在发现和追踪龙卷上起着很重要的作用。雷达可以测到300公里外的雷雨云，一旦在雷达中发现有龙卷存在的钩状回波时，即可发出警告。有的龙卷出现时，这种钩状回波不明显，因此，采用雷达和目视相配合的方法，常常更可靠一些。当地观察者发现龙卷后，应立即报告气象部门，用雷达跟踪，并及时发出警报。做好这项工作，需要通讯设备与之配合，因为龙卷预报的时效很短。

（王奉安）

海洋与能源

海洋是一个巨大的宝库，与人类的关系极为密切。

随着现代科学技术的发展，人们从海水中发现的贵重元素越来越多。世界各国越来越重视从海水中提取工农业和国防建设所需的重要原料，如碘、钠、锶、铀、铷、镁、锂、溴、重氢……食盐是我们日常生活中不可缺少的食用品，海洋就是盐的"故乡"。如果把海水中的所有盐全部提取出来，平铺在陆地上，那么，陆地的高度可以增加150米；海水中的金，总储量约有600万吨。

海洋不但是天然的宝库，还蕴藏着巨大的能源资源。

能源，是发展农业、工业、国防、科学技术和提高人民生活水平的重要资源。能源科学技术的每一次重大突破，都引起生产技术的革命。在我们的时代，由于生产过程广泛的自动化，工业发达国家的大批科学工作人员正在研究如何取得能源的问题，并取得了接二连三的成就。如铀和钍原子核分裂的新发现，揭开了原子能新时代的序幕。它们在裂变时能释放出巨大的能量。1公斤铀裂变时释放出的能量约等于2700吨优质煤燃烧时所释放的能量。若用于开山挖河，可相当于2.5万人的劳动。现在，铀已成为飞机、火箭和舰船的强大动力，只要少量的铀燃料，就可长时间航行。它还用于发电，现在世界上已有上百座原子能发电站。此外，铀还是制造核武器的原料。随着工农业、国防、科学技术的高度发展，世界各国对铀的需要量大幅度增加。因此，寻找新能源就成为燃眉之急。地球上的新能源，有风能、太阳能、地热能、潮汐能、原子能等。其中，能满足人类长远能量需要的是太阳能和原子能。但目前获得太阳能的造价还太贵;而海洋中的铀储量约为50亿吨，足够人类用上亿年。

　　海洋中的铀是溶解在海水中的，每升海水含铀3～4微克。它主要是以碳酸铀酰的络合离子的形式存在。要从海水中获取它，必须选择一种合适的吸附剂。这种吸附剂能够在海水中不被溶解，并能大量地吸附铀。如无机物中的氢氧化钛和有机物中的间苯二酚肟酸树脂等，吸附铀的性能比较好。现在，世界各国正在研制新的吸附材料和吸附方法。

　　近年来，人们又在研究从海水中提取重水。重水是两个氘原子和一个氧原子化合而成（的）。它是原子能技术的重要原料，在原子能反应堆中作为减速剂和传热介质用。重水中的氘也叫重氢，是氢的天然同位素。氢和氧化合的水是普通的水，氘和氧化合的水叫重水。在水中，重水和普通水的比例是1：6500。地球上有4/5的面积被海水覆盖着，有人计算过，海水的总体积达13.7亿立方公里，因此，海水中的氘是很丰富的，其含量约为2万亿吨。氘聚变时，要比铀裂变时放出的能量大得多。1克氘聚变成氦时，它所释放的能量相当于80吨TNT炸药，相当于8800升汽油。氘不仅可以作为氢弹的原料，人们正在研究把它作为燃料提供人类使用。氘，这是一种巨大的潜在能源。随着世界各国科学技术水平的不断发展，辽阔富饶的海洋将为人类提供丰富的能源。

（杨文柱）

山的年龄

　　人高，不一定岁数大；山高，也不一定年龄老。如著名的"世界屋脊"——青藏高原上的喜马拉雅山脉是世界上最高大的山脉，它却是最年轻的山脉；泰山不高，组成它山体的岩层却是最古老的地层之一，它诞生的年代却不是最古老的。所以，山的年龄既不是以山体的高低来确定，也不是以组成山体岩层的时代来确定，而是根据地壳运动发生的时间来确定的。形成于同一地壳运动时期的山脉，则具有相同的年龄。因此，按其形成的先后可以分为古老的山和年轻的山。在一般情况下，古老的山和人一样，随着年龄的增长，会逐渐变得衰老起来。然而，在自然界也可见到一些古老的山系由衰老又变得年轻，这就是所谓山的"返老还童"现象。

　　要知道山的年龄，首先要对地质年代和地壳运动的地质时期有一个概略的了解。

　　地质年代是指地壳上不同年代的岩石在形成过程中的时间和顺序，有绝对地质年代和相对地质年代两种。前者是指根据岩层放射性同位素蜕变产物的含量所测定的地壳岩石的年龄，说明它生成距今的年数。后者只说明岩石在生成时间上相对的新老顺序，它主要是根据地层中保存的生物化石加以划分的。如太古代(距今大约40亿年到25亿年)、元古代(距今大约25亿年到6亿年)、古生代(距今大约6亿年到2.3亿年)、中生代(距今大约2.3亿年到7000万年)和新生代(距今大约7000万年直到现在)等。在"代"的下面，又可划分出次一级的地质时代。如古生代自老到新分为6个纪：寒武纪、奥陶纪、志留纪、泥盆纪、石炭纪和二叠纪。中生代分为3个纪：三叠纪、侏罗纪和白垩纪。新生代分为第三纪和第四纪。这种划分是目前国际上通用的地质年代单位。这里值得特别提出的是，第四纪是地质历史上的最后一个纪，也就是最后一个年代。实际上，它一直延续到现在。人类的出现是这个时代的一件最具有划时代意义的事件。因此，也有人把第四纪直接称为人类纪或灵生纪。不过，这两个名词现在已经很少有人应用了。

地壳运动的地质时期是根据野外观测的地质现象来确定的。我们知道，地球是个球体，有人把它形象地比做一个鸡蛋。地球最外面的一层好比蛋壳，叫做地壳，也可以把它叫做岩石圈。地壳是在不断地运动着的，我们就把它叫做地壳运动。地壳上的山脉显然是地壳运动的结果，也就是地壳运动的一种表现形式。根据地球板块运动构造学说，地壳不是一个整体，它可以划分为大大小小的板块，大的如欧亚板块、美洲板块，次一级的如印度板块。这些板块都在不断地相对运动着，互相碰撞，互相错动，甚至一个俯冲到另一个之下，山脉就是在板块这样你挤我压之下形成的。当一个地区的地壳发生一次大规模的运动之后，往往发生海陆变迁，原来处在水平状态的地层这时就发生倾斜，直立甚至倒转，或者形成弯弯曲曲的褶皱以至断裂。根据地层的这些变动现象，可以判断地壳运动发生的时期。地壳运动发生的时期不同，由之形成的山脉年龄自然也就不同了。

人的年龄一般不过百年，到了70岁就算古稀了。山的年龄可就大大不同了，千百万年还算年轻的呢! 古生代形成的山脉，年龄可达几亿

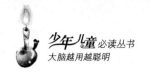

年；中、新生代形成的山脉，年龄一般仅为几千万年至两亿年左右。但也有一些山，年纪轻轻的就夭折了，可以说来也匆匆，去也匆匆。这种例子多见于火山岛屿。有些岛屿刚刚诞生几天或几个月，就被海浪冲毁而消失了。如冰岛西南部瑟尔塞岛东北大约600米的地方，在1965年一次火山活动中诞生了一个新岛，这个岛被命名为修特林格岛；但不到4个月，这个岛便被海浪吞没了。在修特林格岛消失后大约两个月，在瑟尔塞岛西南大约900米处，又诞生了一个新岛。它存在时间更短，只过了几天便消失了。这个岛是在1965年圣诞节的第二天出现的，所以人们把它叫做圣诞岛。其实，瑟尔塞岛本身也是大西洋中最年轻的一个火山岛。它是1963~1967年间形成的？

值得注意的是，世界上著名的高大山脉常常都是年轻的山脉。例如，美洲的安第斯山脉、欧洲的阿尔卑斯山脉和亚洲的喜马拉雅山脉，真可说是正当年轻力壮、风华正茂之时。

我国西部的青藏高原比世界上一些著名的高原都要年轻得多。青藏高原在地质历史上曾经是一片与古地中海相连的海洋。在漫长的地质年代里，它接受了大量从陆地上冲刷下来的碎石泥沙的堆积，形成厚达3万米的岩层。后来，由于印度板块持续不断地向北移动，和欧亚板块相撞并俯冲到欧亚板块之下，乃形成一系列的高大山脉。据同位素测定，青藏高原各大山脉的年龄由北往南逐渐减小：阿尔金山形成年代距今3.44亿~5.54亿年，昆仑山是2.40亿~2.80亿年，唐古拉山是1.07亿~2.10亿年，冈底斯山是3000万~7900万年，喜马拉雅山的形成年代则距今1000万~2000万年。从地质年龄来说，一两千万年是够年轻的了。形成喜马拉雅山的地壳运动，在地质历史上称之为"喜马拉雅运动"。它是最新、最近的一次大规模的造山运动，至今这一运动仍在进行。喜马拉雅山现在仍以每百年大约0.3米的速度上升，100万年来升高了3000米左右。喜马拉雅运动不仅使喜马拉雅山露出海面，抬升成为世界上最高的山脉，而且对在以往运动时期所形成的昆仑山等古老山系的"返老还童"，起到了积极的作用。

根据古生物地层资料，在2亿~3亿年以前，现今祁连山、天山、昆仑山这些地方，还是一片海洋；距今大约2亿年的晚古生代末期，发生了一次强烈的褶皱运动——地壳运动，海水全部退出，海底上升，形成了褶皱山系，称古祁连山、古天山及古昆仑山。经过中生代1.6亿年的长期剥蚀风化，它们由年轻到衰老，地势逐渐被削平。然而，距今大约7000万年开始的新生代以来，这些古老山脉重新活跃起来，继续上升。这就是前面讲到的所谓山的"返老还童"现象。

（殷维翰）

中国地形大势

地势的高低用高度来表示。所谓高度，就是拔海高度（又称海拔），也就是高出海平面的高度，普通都用公尺①计算。我国计算高度，通常以上海附近的吴淞海平面（吴淞零点）为基准。我们说某地海拔500公尺，就是该地高出吴淞海平面的500公尺。

我国有峰峦重叠的高山，也有广大的平原，海拔2000公尺以上的土地，占全国总面积的1/3以上，500公尺以下的低地，占全国面积的16%。（如附表1）

附表1 各种高度占全国面积百分比	
高度(公尺)	百分比
0～500	16
500～1000	19
1000～2000	28
2000～5000	18
5000以上	19

东部的平原区域，如江苏和河北，海拔大部在50公尺以下；云南和山西海拔多在1000公尺以上；到西康②和青海，2500公尺以下的地

---

① 公尺：即米。本文作于1951年，当时的米叫公尺。为了保持作品的原貌，本文中的数字和计量单位未按现行的规定统一。

② 西康：写作此文时，西康是我国的一个省，现已经撤并。

方就很不容易找到;西藏的海拔平均达5000公尺左右。再看山峰的海拔高度,也可以看出我国地形西高东低的大势。我国东部的山峰,除台湾以外,很少有达到2000公尺的。山东的泰山和江西的庐山,海拔都不过1500公尺,南岳衡山(湖南)的高度还不到1500公尺,但这些山岭已是我国东部的名山了。向西到山西、陕西和四川,才有3000公尺以上的高峰,如山西的五台山、四川的峨眉山,都比泰山高出1倍。再向西到青藏高原,才有6000公尺以上的雪山。

我国的实际地形,主要可以分为下列5种形式。

一、平原　起伏极小、海拔较低的广大平地,叫做平原。平原大部由河流的泥沙堆积而成,位在河流的下游,这便是冲积平原,如长江和黄河下游的冲积平原。河流出口处的冲积平原,常呈三角形,称为三角洲,如长江和黄河出口处,都有显著的三角洲。有些平原由侵蚀作用削平山岭而造成,叫做侵蚀平原,即准平原,如徐州与蚌埠间的平原。

二、盆地　周围山岭环峙、中间地势低平的地形,叫做盆地,因为形状好像洗脸盆。盆地都是由于地质构造上四面高起、中间陷落而成。盆地的海拔高度有在3000公尺左右的,如青海的柴达木盆地;有在1000公尺左右的,如新疆的塔里木盆地;有在500公尺上下的,如四川盆地;有在100公尺左右的,如两湖盆地。

三、丘陵　面积较小、高度较低的山岭,通常叫做丘陵。如浙江和福建的大部山岭,海拔都在1000公尺以下,分割破碎,全是丘陵。

四、高山　反之,绵延很广、高度又大的山岭,则称为高山。高山多绵亘成为著名山脉,如秦岭、天山等。

五、高原　海拔较高的大片完整的高地,叫做高原。高原上常有山岭起伏,河谷深切,地面并不是完全平坦的。我国高原面积很广。西藏高原海拔达5000公尺,蒙古高原海拔1500公尺,贵州高原则

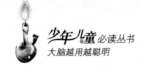

在1000公尺左右。

上述5种地形形式的区别，是相对的，不是绝对的。譬如，陕西北部的高地，我们称为陕北高原，也有人叫它陕北盆地；蒙古大部，我们称为高原，有的则称为瀚海盆地。

我们单看一地的海拔高度，还不能了解它的实际地形。譬如，泰山和兰州的海拔同是1500公尺，但泰山是东部的高山，兰州则位于甘肃的黄河局部平原上，前者是高峰，后者是谷底。要知道实际地形，除海拔高度外，必须明了各地的相对高度。所谓相对高度，就是山顶高出附近谷地的高度。泰山兀峙于山东中部平原之上，高出于山足的泰安，约有1200余公尺，换句话说，就是泰山的相对高度为1200多公尺；兰州位于黄河谷地，谷地两旁还有山岭，所以，它的相对高度为零。相对高度与实际地形的关系，略如附表2。

附表2　相对高度和实际地形的关系	
相对高度(公尺)	地形类别
30以下	平原
30～200	低丘
200～1000	丘陵
1000以上	高山

我国西部高原面积极广，单是青康藏大高原的面积即达170万平方公里。许多高山也占了很大的面积，如新疆中部的天山山地，可分为南、北、中3部分，最狭处(在乌苏以南)的南北宽度也达250公里以上。高原和高山约占全国总面积的6/10，这是我国地形的一个特色。反之，平原面积较狭。较大的平原只有3块，就是东北平原、华北平原，和中部的长江三角洲。估计各种地形占全国总面积的比例，约如附表3。

附表3　各种地形占全国面积百分比	
地形类别	百分比
平原	12
盆地	19
丘陵	10
高原	23
高山	33

我国西部和西北部的大高原和大盆地，因受高山的阻碍，气候干燥，河流不能流入海洋，下游往往没入沙漠中，或潴为没有出口的盐湖。这些地方，我们叫它"内陆流域"。如西藏高原的大部，青海北部，新疆和内蒙古自治区的大部，都是内陆流域。黄河在河套的西部，流经沙漠地带，从银川到包头间，黄河的西岸是阿拉善沙漠，东岸是鄂尔多斯沙漠，两岸并无支流汇入。这些地域，在地理上叫做"无流地带"，也应归入内陆流域。估计全国内陆流域的面积约占总面积的1/3。内陆流域面积宽广，也是我国地形一大特色。

我国的地势西高东低，主要的大河，如黑龙江、黄河、长江和珠江都向东流，注入太平洋。古人说"世间无水不东流"，便是这个道理。其实，我国的河流也不完全是东流的。西藏南部、西康和云南的河流，多自北向南流，注入印度洋和中国南海。新疆西北角的额尔齐斯河，则是鄂毕河的上游，下游在俄罗斯境内，注入北冰洋。

我国的地形可以分为三大部分：在大兴安岭、太行山和巫山以西的，是大高原、雪山和大盆地，除四川盆地以外，海拔都超过1000公尺。在这一线以东，展开了一片广大的低地和平原，自北至南，有东北平原、华北平原、两湖低地(或两湖盆地)和长江三角洲，彼此几乎互相连接，成为我国最重要的低平地带。在这一低平地带以东和东南，

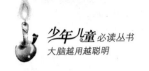

又有相当宽广的丘陵，层层耸立。东北的长白山地，经辽东半岛的千山，绵亘至山东半岛；浙江的丘陵则南延到福建、广东以至广西。

从平原到西部的大高原，有时显然作阶梯状上升。这种形势，尤其是从北京经张家口到蒙古高原一段，最为显著。我们乘京包铁路的火车，从北京出发往张家口，车行约50公里，到南口，便到了华北平原的边缘。南口的西北，群山重叠，海拔几达1000公尺，高出于南口附近的平原也有900公尺，所以从南口望去，形势特别险峻。这便是燕山山地。南口，就是穿过燕山山地的一个隘口。雄伟的长城建筑在这些山岭上面，随着山势蜿蜒起伏，居庸关和青龙桥是瞻望长城雄姿的著名地点，它们就在燕山山地里。所以，从南口往北，京包铁路便进入了山地，曲折盘旋，穿过许多隧道，工程非常艰险，火车到此，常要用两个机车来推拉。这段艰巨的铁路工程是我国工程师詹天佑先生设计，我国劳动人民自己修造的。穿过燕山山地，忽见北面又是一片平原，不觉称奇。这是永定河支流洋河的冲积平原，这里地势已比北京要高出400公尺了。从此到张家口，沿路丘陵起伏，高出附近谷地多在300公尺以上。至张家口，我们已到了丘陵地的尽头。张家口以北，峭坡陡起，山顶海拔最高达1500公尺，比张家口附近的清河谷地高出700多公尺。在张家口市镇附近，也有海拔1300多公尺的高山，拔立耸峙。我们在张家口下火车，搭上汽车，向西北行，约20公里，就到了海拔1500多公尺的最高山顶。从此再向北行，地面的起伏就非常微缓，我们已经攀登蒙古高原之上，张北县即是高原上的县份了。

由上所述，可见我们从北京到张北，要爬上两处陡坡，一处在南口西北，一处在张家口西北。登张家口西北的高山，向东南眺望，便见群山起伏如浪，走向大致从东北向西南，山岭中夹着局部宽谷，是洋河、桑干河和妫河所造成。这些河流都是永定河的支流。向北眺望，则一片平旷，几疑自己置身于平原地带。所以，张家口以北的山岭和陡坡，实在是蒙古高原的边缘，清河（洋河的支流）在张家口附近切穿高原而出。因此，张家口成为华北与蒙古间的交通隘口，是汉蒙贸易的中心。张家口，蒙语叫做"喀尔根"，就是隘口或大门的意思。广义说来，整个燕山山地也可以看做蒙古高原的边缘。不过，这部分因受永定河许多支流的切割，成了复杂的山岭，原来的高原形状已经消失不见了。

（任美锷）

天堑变通途
——谈桥梁跨度

　　武汉长江大桥建成后，南北"天堑"变成通途。桥的作用就是在路断的地方为它补空。因此，桥也是路，不过，不是躺在地上，而是架在空中的。因为架在空中，这条"路"就能跨山河，平天堑，而让上面行车走人，下面过船流水。它是怎样架起来的呢?它就是一头在此岸，那一头却"跨"到彼岸去了。小桥小跨，大桥大跨;跨得越远，桥的技术越高。一座桥的"跨度"就是衡量它技术的一个指标。其他指标是:桥上的车重、车速、风力;桥下的水深、水速、泥沙厚度，以及水面上航运净空，山谷里桥墩高度，等等。

　　桥有几种"跨"法。最普通的是像条板凳，在两个桥墩上，横跨着桥身，叫做"梁"，因而这种桥叫做"梁桥"。它的特点是:梁是笔直的，而且是平放在桥墩上面的。梁上有重量时，它就向下弯曲，好像板凳上坐人，板就下垂一样。梁向下弯时，它的内部就处处受力，但情况不同。如把梁切断来看，那么，断面的上部受"压力"，下部受"拉力"。因此，用来做梁的材料，必须同时有"抗压"和"抗拉"的强度。任何材料的这两种强度都是不一样的，如用石块做梁，跨度过大，则抗拉强度不足，可使下面断裂，但其抗压强度还未充分发挥。混凝土也是一样，抗拉强度小而抗压强度大，要在里面放进钢筋，增加抗拉强度。用钢料做梁，它的抗拉与抗压强度也不是一样的，抗拉大于抗压。由于抗拉与抗压的强度不平衡，任何材料做成梁式的桥，都是不经济的。这就使梁桥的跨度受到一定限制。

为了扩大跨度，可以变更梁在桥墩上的安置形式，增加梁的强度。一种形式是把梁放在3个或更多的桥墩上，使它从一个桥墩，连续到几个桥墩，因而每一孔梁上的重量就可由其他各孔的连续梁来共同担负，这就可尽量平衡梁内抗拉强度与抗压强度的差距。这种桥名为"连续桥"，是一种先进的设计。武汉长江大桥的钢梁，就是这种形式。

更彻底地扩大跨度的方法，是把造桥材料做成一种形状，使强度得到充分发挥而毫无浪费。比如，石料的抗压强度大，抗拉强度小，就把石料做成一种像瓦片的形状，在那里面，处处都是压力而无拉力。又如钢料的抗拉强度大，抗压强度小，就把钢料做一种像晒衣绳的形式，在那里面，处处都是拉力而无压力。瓦片式的桥叫做"拱桥"，晒衣绳式的桥叫做"悬桥"。

拱桥的"拱"就是弯曲的梁，因为这一弯，就把梁内的拉力全都改变为压力了。同是石料，做成拱桥，它的跨度就比梁桥大得多，而且可用石块拼砌，不像梁桥要受石块长度的限制。著名的赵州桥，建成于1300多年前，就是石拱桥，跨度达37.4米。最近在云南省建成的石拱桥，跨度长达114米，成为世界上最大的石拱桥。钢筋混凝土的拱桥，跨度已达264米(瑞典)；而钢料做成的拱桥，跨度更达到503米(澳洲雪黎港)。

悬桥是吊起来的梁桥。在那里，许多小跨度的梁，不是个个放在桥墩上，而是一齐吊挂在几根很长的钢丝绳绞成的钢缆上，使许多

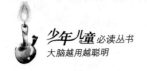

小跨度连接成为一个大跨度。钢缆挂在两旁桥墩上的桥塔上，钢缆的两头锚定在两岸。这样，全桥重量，最后都压在钢缆上，而使它下坠，弯成曲线。钢缆在下弯时，内部全受拉力，钢丝绳的抗拉强度却正是一切材料中最高的。因此，悬桥的跨度不但比梁桥大，而且可以大大超过拱桥或任何其他形式的桥。现在世界上跨度最大的桥，就是悬桥，跨度已达1299米(美国纽约，正在建造)。

可见，由于科学技术的发展，新材料、新形式的桥会层出不穷，桥的跨度是可以越来越大的。将来的桥，连山拔海，一定能把任何"天堑"变通途！

（茅以升）

向沙漠进军

　　沙漠是人类最顽强的自然敌人之一。有史以来，人类就同沙漠不断地斗争。但是，从古代的传说和史书的记载看来，过去人类没有能征服沙漠，若干住人的地区反而为沙漠所并吞。

　　地中海沿岸被称为西方文明的摇篮。古代埃及、巴比伦和希腊的文明，都是在这里产生和发达起来的。但是，两三千年来，这个区域不断受到风沙的侵占，有些部分逐渐变成荒漠了。

　　我国陕西榆林地区，雨量还充沛，在明末清初的时候，是个天然草原区，没有多少风沙。到了清朝乾隆年间，陕西和山西北部许多人移居到榆林以北关外去开垦。当时的政府根本不关心农林生产事业，生产技术又不高，垦荒伐木，致使原来的草地露出了泥土，日晒风吹，尘沙就到处飞扬。由于长城外的风沙侵入，榆林城迁移了3次。到解放以前，榆林地区关外30公里都变成沙漠了。

　　沙漠逞强施威，所用的武器是风和沙。风沙的进攻主要有两种方式。一种可以称为"游击战"。狂风一起，沙粒随风飞扬，风愈大，沙的打击力愈强。春天四、五月间禾苗刚出土，正是狂风肆虐的时候。一次大风沙袭击，可以把幼苗全部打死，甚至连根拔起。沿长城一带风沙大的地区，农民常常要补种两三次，才能有点儿收获。一种可以称为"阵地战"，就是风推动沙丘，缓缓前进。沙丘的高度一般从几米到几十米，也有高达100米以上的。沙丘的前进并不是整体移动的。当风速达到每秒5米以上的时候，沙丘迎风面的沙粒就成批地随风移动，从沙丘的底部移到顶部；过了顶部，由于风速减弱，就在背风面的坡上落下。所以，部分沙粒的移动速度虽然相当快，每天可

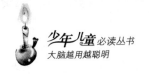

以移动几米到几十米。整个沙丘波浪式地前进，移动速度并不快，每年不过5～10米。几个沙丘常常联在一起，成为沙丘链。沙丘的移动虽然慢，可是所到之处，森林全被摧毁，田园全被埋葬，城郭变成丘墟。

　　抵御风沙袭击的方法是培植防护林。防护林的主要作用是减小风的力量。风遇到防护林，速度就减小百分之七八十。到距离防护林等于林木高度20倍的地方，风速又恢复原来的强度。所以，防护林必须是并行排列的许多林带，两列之间的距离不得超过林木高度的20倍。其次是培植草皮。有了草皮覆盖地面，即使有风，刮起的沙也不多，这就减少了沙粒的来源。

　　抵御沙丘进攻的方法是植林种草。我国沙荒地区，有一部分沙丘已经长了草皮和灌木，不再转移阵地了。这种固定的沙丘，只要能妥善保护草皮和灌木，防止过度砍伐和任意放牧，就可以永远固定下来。根据近年治沙的经验，陕北榆林、内蒙古磴口、甘肃民勤地区的流动沙丘，表面干沙层的厚度一般不超过10厘米。10厘米以下，水分含量逐渐增大；到40厘米深处，水分含量达到2%以上，这就是湿沙层了。湿沙层的水分足够供应固定沙丘的植物的需要。所以，在流动沙丘上植林种草，是可以成活的。林木和草类成长以后，沙丘就可以固定下来了。

　　仅仅防御风沙袭击，固定沙丘阵地，还只是采取守势，当然是不够的。征服沙漠的最主要的武器是水。无论植林种草，土壤中必须有充足的水分。所以，要向沙漠进军，取得彻底的胜利，必须有充足的水源。

　　我国内蒙古东部和陕西、山西北部还有足够的雨量。西北干旱地区，地面径流和地下潜水也是很大的。有些沙荒地区，如河西走廊、柴达木、新疆北部准噶尔和新疆南部塔里木，都是盆地，周围的高山上有大量的积雪。这样看来，只要能充分利用这些水源，我们向沙漠进军，不但有收复失地的把握，而且能在大沙漠里开辟出若干绿洲来。

　　沙漠是可以征服的。在党和人民政府的领导下，我们有计划地向沙漠展开攻势，已经取得了若干成绩。新疆建设兵团在天山南北建立国营农场，开沟挖渠，种麦种棉植林，那里原是不毛之地，现在一片葱茏，俨然成为绿洲。内蒙古沙荒区的治沙工作也获得不少成绩。

　　我们向沙漠进军，不但保护了农田，开辟了绿洲，而且对交通线路也起了防护作用。包兰铁路从银川到兰州的一段，要经过腾格里沙漠，其间中卫县沙坡头一带，风沙尤其厉害。那里沙多风大，一次大风沙就可以把铁路淹没。有关部门在1956年成立沙坡头治沙站，进行固沙造林的工作。这一工作已经提前完成。包兰铁路通车以来，火车在沙漠上行驶，从来没有因为风沙的侵袭而发生事故。

　　风是沙漠向人类进攻的武器，但是也可以为人类造福。沙漠地区地势平坦，风力很强。如新疆的星星峡、托克逊、达坂城，都是著名的风口。中国科学院力学研究所在托克逊地方试制了半径两米的风力车，可以供发电、汲水、磨面之用。

　　沙漠地区空气干燥，日光的照射特别强烈。那里日照时间又特别长，一年达到3000小时，而长江流域只有1500小时，华北地区也不过2500小时。日光可以用来发电、取热、煮水、做饭。沙漠湖水含盐，日光使水蒸发，可以取得蒸馏水和盐。把日光变为热能和电能的最良好的工具是半导体，估计将来有可能在沙漠里用便宜的半导体做屋顶，人住在里边，就可以冬不怕冷、夏不怕热了。

　　从上面介绍的一些情况可以清楚地认识到，人类征服沙漠的远大理想，只有在社会主义制度下才有实现的可能。我们在党和政府的领导下，一定能逐步改造沙漠，使沙漠变成耕地和牧场，为人民服务。

（竺可桢）

谈数学*

数学是怎样发展起来的

我们平常一谈起数学,谁都会联想到小学里学习的算术,特别感到算术的四则运算,就是加法、减法、乘法、除法,用处很大。到了中学以后,开始学习初中代数、平面几何,进一步学习三角学、高中代数、立体几何、解析几何。有些中学生毕业后进入高等学校,其中不少人还要学微积分、微分方程。一部分专门学数学的,还要学数学分析、高等代数、高等几何、微分方程、函数论、概率统计等等。一个学生从小学到大学所学的数学科目确实不少,内容大多是数学的基础知识,由浅到深,由少到多,由简单到繁杂,由具体到抽象,真是五花八门,琳琅满目。如果把它们的内容分析一下,可以大致分为两类:一类是现实世界中量的关系,一类是空间形式。例如,算术、代数属于前一类,几何属于后一类。人们不禁要问:为什么要学这些内容?这些内容有什么用处?数学的特点是什么?怎样学好数学?

在对这些问题作出初步回答之前,让我们回顾一下数学是怎样发展起来的。

在很早的时候,人类在生产实践中,由于比较大小的需要,逐步获得了数的概念。最初是自然数,就是1、2、3、4……后来逐渐发展成为分数,并从正数发展到负数,从有理数发展为无理数,它们全体构

＊本文为节选。

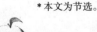

成一个所谓实数域。在获得数的概念的同时，也发现一些具有特定形状的物体具有特定的性能，获得一些简单几何形体的概念。例如，三角形、四边形、圆、棱柱、圆柱、球等等。据说，古代埃及人用绳子撑成边长分别是3个单位、4个单位、5个单位的直角三角形，借以作出直角，而把它应用到建筑上。有了简单几何形体的概念之后，再用数量来表示一些简单几何形体的面积、体积等等。例如，圆的面积、球的体积，并且把这些数量关系归纳为公式来表示出一种规律。人们几千年来就是这样应用这些公式计算耕地的面积和建筑物的体积的。这应该说是形与数的结合了。所以，早在人类文化的初期，就已经积累了一些数学知识。到了16世纪，包括算术、初等代数、初等几何和三角学的初等数学已经大体上完备了。

17世纪，生产力的发展推动了自然科学和技术的发展，不但已有的数学成果得到进一步巩固、充实和扩大，而且由于实践的需要，开始研究运动着的物体和变化着的现象，从而获得了变量的概念。这是数学发展史上的一个转折点。于是，数学不仅研究不变的数量和个别的图形，而且开始研究变化中的量与量之间的相互制约关系和图形间的相互变换。这样，运动和辩证法就进入了数学。随着生产力的发展，科学技术对深入探讨各种量的关系的要求越来越高。这对准确掌握各种自然现象的变化过程，包括各种质变现象发生的规律，起了推动的作用；数学的研究范围也就不断地扩大，内容日益丰富。

在这里，我们要提出经常听到的一个疑问：为什么数学家在研究室里思考出来的高等数学法则，在建筑、机械的施工现场，在火箭、卫星的设计制造中，都会发生作用呢？要解答这个问题，并不困难。我们只要观察周围的日常用品，像茶杯、桌子、皮鞋等，就可以发现没有一样物品是不同数学打过交道的。在双手制造物品的过程中，哪里花费劳动力越多，哪里数学的思维加工也越多。数学是研究现实

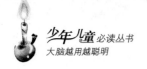

世界中量的关系和空间形式的。无论量的关系也好，空间形式也好，它们都是从现实世界中的具体现象里抽象出来的，并经过反复实践才得出一些规律。只有那些在实践中经得起考验的，就是正确地反映了客观规律的，才能留传下来，其余不符合客观规律的部分则被淘汰无遗了。所以，把这些公式应用到建筑、机械的现场和火箭、卫星的设计中去，是不会出差错的。

20世纪的数学比过去任何时期都发展得更快，内容也分得更细了。这就不但在研究的对象和方法上，而且也在使用的语言上，都产生了各分支之间"隔行如隔山"的感觉。固然，现代数学涉及的问题范围非常广泛，要理解数学全盘的结构似乎尤为困难，但是事实并不这样。因为数学各分支并不是孤立的、毫无联系的，而恰恰相反，代数、几何、数学分析、拓扑等一类基础知识相互关联着，并且通过它们使数学的所有分支形成一个有机的整体。不但如此，由于现代物理学和其他科学的辉煌成就，又不断地揭露出隐藏在数学与物理学等学科之间的密切关系。正如17世纪发现的微积分起源于力学一样，现代数学里的广义函数的产生是和量子力学分不开的。一句话，现代数学的发展有赖于物理学及其他自然科学，甚至社会科学、人文科学的发展，现实世界中各个方面的结构深刻地反映到数学的内部结构里来。这样，数学各分支间的有机联系根深蒂固地存在于现实世界的这种统一的结构里，并且从中吸取感性的养料而成长壮大起来。但是，必须指出，数学决不溶化在其他自然科学里，数学与其他自然科学之间存在着本质上的区别。换言之，在现实世界的各种各样范畴里，数学是通过量的关系和空间形式的研究发展起来的，其他自然科学则是适应所探讨的自然界的某一类型的运动形态的特殊要求而发展的。在数学里，为了把这些关系和形式变成纯粹的方式来研究，总是把它们从内容中分离出来，抽象化之后进行考察的。所以，数学的最大特点，是它的理论往往具有非常抽象的形式，但它同时也是现实世界中量的关系和空间形式的深刻反映，因而可以广泛地应用到科学和技术的各个部门里，对人类认识世界和改造世界起着重要的作用。因此，研究数学决不能完全离开实际来孤立地思考问题、解决问题，否则，就有走上形而上学唯心论道路的危险。自古以来，似乎一直存在于数学与其他自然科学之间的一条鸿沟，由于现代科学的发展正逐渐地趋于消失。

数学在祖国建设中的重要作用

为了说明数学在我国建设中所占的重要地位和所发挥的巨大作用，我们只需要举一些例子来加以说明就可以了。

大家都知道，从古代开始，任何工程技术都离不开数学。到了近代，随着科学技术向高、精、尖方向不断发展，各门工程技术对数学的要求愈来愈高，数学已成为工程技术不可缺少的有力工具。高速电子计算机的出现和普遍使用，又使许多过去无法进行的大型、精密的计算成为可能，为数学的应用开辟了更为广阔的前景。

在土木建筑及机械设计等工程部门中，为了使所建筑的房屋及所生产的机器安全可靠，经久耐用，在尽量少的成本及对原材料消耗最省的条件下发挥最大的效益，必须进行强度及振动方面的计算。这要求对具很不规则形状的构件求解复杂的弹性力学方程组。近年来发展起来的一种新的计算方法——有限元素法，为求解这类问题提供了有效的手段。现在已经可以直接利用电子计算机来进行有关的设计工作，从而使这些部门的设计及生产水平提到了一个新的高度。

在石油开发中，为了判断地下油层的位置及储量，需要采用各种

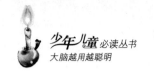

测井的手段。地底下的情况是看不见、摸不着的，要通过测井仪器所测得的数据来推断地层中的情况，这在数学上化为求解一个反问题。迄今为止，人们已制作了各种各样的测井仪器，并利用数学方法制作了各种类型的测井解释图版来求解这类反问题，在油田的开发实践中起了重要的指导作用。很明显，在这儿数学方法起了举足轻重的作用：只有将测井仪器和数学方法相结合，才能真正解决问题。

在工程设计中常用试验的手段。但多做试验不仅费钱、费时，使整个设计耗资大，而且周期拉得很长，同时，不少尖端科学技术(特别是一些与国防有关的科学技术)也不能轻易地进行试验。现在，由于数学方法的介入和电子计算机的使用，人们已可以通过对所研究的问题建立起相应的数学表达形式(称为数学模型)，在数学上进行了比较充分的研究后，在电子计算机上针对各种不同的方案进行数值模拟来代替实际的试验，从而可将需要进行的试验次数减到最少。这充分地显示了数学的威力。国外已经有理论、计算和试验三位一体的提法，将理论分析和数值计算提到和试验同等甚至更为重要的地位，这是很有道理的。在我国原子弹和氢弹试制过程中，由于充分发挥了理论分析和数值模拟的作用，造原子弹时所用的试验只占西方国家的1/10，而从原子弹到氢弹所用的时间，也比西方国家少得多，就是很好的佐证。

数学不仅作为工程技术的一个有力的工具，而且直接应用于设计和制造的过程，出现了CAD(计算机辅助设计)及CAM(计算机辅助制造)等新的学科，在机械、建筑、航空、造船、汽车甚至服装等行业得到应用。工程技术人员只需指定几个必需的数据，就可以由电子计算机根据已编制好的计算程序，画出合意的设计图纸，并进行必要的校核，甚至再进一步指挥机器进行加工、生产。可以想象，当这些技术普及推广以后，整个工程技术将会出现怎样一个崭新的面貌啊！

所有这一切，都充分地说明现在的工程技术已经进入数理工程技术的新时代。这一时代的重要标志就是数学方法在工程技术中的广泛的极有成效的应用。

除工程技术外，数学在生产管理及国民经济的其他部门中也起着越来越重要的作用。国民经济规划的制定，资源的合理分配，交通运输的有效安排，农产品的大面积估产，天气及海浪的预报等等，都离不开数学。至于数学作为各门科学的重要基础和开发人们智力的重要手段，在提高全民族的思想文化水平，在精神文明建设中的重要作用，就更是无法估量的了。

解决在社会主义建设中提出的各种数学课题，是我国数学工作者的光荣任务，也是广大有文化的劳动者的神圣职责。这些问题的解决，单纯依靠已有的数学方法和工具是远远不够的，还必须在各个数学领域进行大量的、创造性的理论研究工作；在许多方面，还要求理论工作走在实践工作的前面，更好地发挥理论的指导作用。因此，这些课题将成为我国数学发展的一个动力，而这些课题的解决，无疑地也将成为我国数学接近世界先进水平的一个重要标志。

什么是正确的学习态度

今天，我们中学的同学是在相当优越的条件下学习的。有很好的教师，有完备的校舍，有足够的教学设备，比我的中学时代不知好多少倍。别的学科姑且不谈，单就数学这门学科的教学回顾一下当年的中学情况吧。我过去学习的中学是四年制，担任数学课的教师大多是旧制中学毕业生，或学法律、教育的高等院校毕业生，很少有

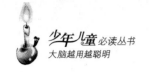

大学或师范院校数学系科毕业的。例如，有一年教我们平面几何的老师是高等师范学校数学系毕业的，但是，不久他就被调到北京去了。看来，我所以把几何定为自己的专门组课程，同这位老师的教导是很有关系的。那时候，算术、几何（包括平面几何与立体几何）各学1年，三角、初等代数各学半年，高等代数学1年；用的教本是温德华士编的《几何》（英文本）的中译本，另外也用过秦汾编的《几何》和其他一些教本；课外读物连一册也看不到。老师教我们，也不像现在的老师这样认真负责。我还记得，我所在的一班有45人，那年考代数的试题里有一题是 $x^{12}-y^{12}$ 的因式分解，全班只有我一个人做了出来。可见，当时数学质量是不高的。其他物质条件，更不能同今天相比了。

今天，同学们在十分良好的环境里学习，真是莫大的幸福。应该记住，这是中国共产党领导全国人民通过艰苦斗争得来的，是无数革命先烈抛头颅、流鲜血换来的。但是，我们也不能不看到，我国在经济上、文化上还很落后。正是因为这样，我国人民在中国共产党的领导下，有信心，有志气，主要依靠自己的努力，经过长期的斗争，来改变贫穷落后的面貌，逐步把我国建设成为一个强大的社会主义国家。这个重大责任落在我们大家的身上，特别是你们青年一代的身上。如前所述，建设社会主义是离不开数学的，所以，应该充分利用目前的有利条件，努力学好数学，也要学好其他学科，扎实地打好中学阶段的基础，准备将来同全国人民一起劳动，一起斗争，早日将我国建成一个具有四个现代化的社会主义强国，为人类做出更大的贡献。

要学好数学，应该采取什么样的学习态度呢？我想提出如下3点意见：

要为社会主义发挥学习的积极性　在中学里努力学习，将来争取升学，这样做是不是为个人打算呢?升学是为取得更进一步学习的机会，学到更好的本领，将来更好地为国家和人民服务。但是，高等学校入学人数根据国家建设需要来规定，不可能而且也不应该招收全部中学毕业生。如果招收全部毕业生，工厂和农村的劳动力又从何而来呢?所以，中学毕业生中能够升入高等学校学习的目前还只能是少数，而大部分都要直接参加生产劳动。那么，是不是由于自己不一定能升学就认为不能实现自己的"理想"，从而就学得马马虎虎呢?这当然就不对了。任何人总有一个理想，只不过理想有伟大和渺小之差罢了。如果学习的动机只是个人将来成名成家，那么，这种理想未免太渺小了。为人类的进步、祖国的繁荣富强而奋斗，这才是伟大的理想。要使这个理想能够实现，不致成为空想，我们就要关心政治，关心集体，遵守纪律，参加劳动，为社会主义奋发学习。我们说，要有全面发展的观点，重要意义就在这里。我们在中学里把数学学得更好些，对毕业后直接参加生产劳动或升入高等学校进一步学习，都会有很大帮助。我们学好数学的目的不仅仅是为了升学，也是为了能够把数学更好地应用到社会主义建设中去。能升学的同学，将来高等学校毕业后还是同样为社会主义建设服务，同不升学的同学稍有不同之处是在时间上相差几年，在业务分工上可能有所不同，如此而已。有的同学认为，如果将来不能升学，就低人一等，因而"发愤"学习，目的只是为了升学；有的同学认为，反正将来没有希望升学，不升学，数学好像没有多大用处，就马马虎虎学习数学；有的同学虽然在道理上也懂得在我国社会主义建设中，需要大量的知识青年，中学里学到的数学知识在工农业生产中也大有用处，但是学习中

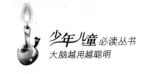

怕艰苦，不肯钻研，等等。这些看法和态度都是不正确的。正确的看法和态度应该是：大家更好地发挥学习数学的积极性，毕业后不论升学或者参加工作，都要使数学这门学科的知识在祖国社会主义建设事业中发挥最大的作用。

既要争取指导，又要独立思考　对中学同学说来，最能了解你们学习数学的情况的，了解你们现阶段数学程度的，可能再也没有人能比得过你们的数学老师了。因此，同学们要多向老师请教，争取老师的指导，要按照老师的要求进行学习。如果有人问我过去怎样学习数学的话，我回答3句话：听从老师的教导，学好数学，也学好其他学科；刻苦钻研，迅速养成独立思考能力；坚持下来，风雨无阻。要听从老师的教导，这并不排斥同学在学习中发挥主观能动性，只是说，不要不恰当地发挥"主观能动性"，甚至把自己抬高到比老师还要"内行"的程度，错误地解释"一代好过一代"、"青出于蓝而胜于蓝"。只有今天接受老师的教导，将来才可以而且也必须超过老师。即使能够做到这一点，那也是将来的事，并且不可能一下子在所有方面都胜过老师。我经常同大学里数学系的同学和青年教师谈起："你们既要解放思想，破除'老师万能'的想法，又要认真地向老师学习尚未学到家的某些知识和经验，来提高自己的业务水平。譬如，我读外文书的能力，你们就不是一年、两年可以学到的。千万不要一脚把我踢开。"这段话，我自认为是很诚恳的。所以，同学们必须尊敬老师，对老师要有礼貌，不要评头品足。我们要把自己的学校看成是最好的学校，把自己的老师看成是最好的老师。只有这样，才能虚心学习，才能虚心向老师请教，也才能真正学得到东西，才能一代胜过一代。个别新老师的教学方法不能完全令人满意，总是难免的。这也是教育事业迅速发展中的暂时现象。只要同学们养成善于思考、善于抓住中心的习惯,做好预习和复习,把时间更好地、更合理地利用起来,把上课和做作业很好地配合起来,这样也就可以把知识、技能学好。古语说:"名师出高徒。"名师当然要出高徒,天下没有不出高徒的名师,否则就不成为名师。可是,反过来也应该看到,高徒并不是个个都从名师那里出来的,重要的在于自己的主观努力。虚心使人进步,骄傲使人落后。我们必须牢牢记住这句话。

独立思考能力的培养,中学阶段起着重要的作用。同学们在学习中好比一个小孩走路,开始总要大人扶着走。但随着孩子的成长,大人要放放手,让他试着走,这时孩子也有这样的要求,因此他即使摔了跤,也还是要继续试。"吃一堑,长一智",通过多次尝试,孩子终于可以独立行走了。学习开始,老师对同学总是多扶一把,教的知识具体细致,但随着同学学习能力的提高,老师就要逐步少扶一点儿,而要求同学们自己多动一些脑筋,多考虑些问题。只有通过自己思考,才能使获得的知识更加巩固。所以,同学们在学过的知识范围内,遇到不懂或难懂的地方,首先自己想想看、做做看,想不出、做不出的时候,再请教老师。这样就可以逐步养成独立思考问题、独立工作的习惯。这种习惯对今后工作、学习将带来无限的好处。譬如,我在当研究生的时候,有一次,在研究几何问题上遇到一些没有学过的解析几何知识,我去请教老师,老师要我去查沙尔门·菲德拉的《解析几何》。这书一共有三厚本,又是用德文写的。那时候我读起来也很吃力,但只好去啃它,当时也埋怨过老师不来教我。但是,当我读完那三大本以后,不但解决了我的研究问题,同时还得到一生用不完的基础知识,对以后的研究工作起了很大的作用。我用这个例子,不是要中学同学都去钻自己没有学过的知识,而是希望同学们养成独立思考问题的习惯,要善于用脑子。像你们做的作业,一般通过自己思考都是能够解决的。但有的同学就怕动脑筋,稍有疑难就

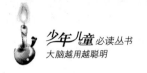

问别人，结果自己真正得到的极少，更大的损失是自己没有学会一套学习和工作的方法。

总之，我们既要尊敬老师，听老师指导，从老师那里学到自己不懂的知识，又要善于培养自己思考问题，学习抓住中心的习惯和能力。两者必须结合起来，不可偏废。只有这样，我们才能够学习得更好，进步得更快。

要正视困难，刻苦钻研　学习数学和学习其他学科一样，只要注意打好基础，争取指导，同时发挥独立思考作用，总是能够比较顺利地前进的。但是，这不等于说没有困难。学习前人传下来的知识，要掌握和运用这些知识，并且使之发展扩大，进一步广泛地应用于实际，来为社会主义建设事业服务。这个过程肯定错综复杂，万分艰巨，不可能没有困难。同学们必须用奋发图强的精神对待困难。一方面，我们要在战略上藐视困难，要立壮志，攀高峰；另一方面，要在战术上重视困难，要充分估计可能遇到的各种各样的困难，事前做好准备，以免在遇到困难时惊慌失措。

我们学习知识有两种情况，一是学习前人传下来的书本上的知识。对于这类知识，只要多看、多想、多实践，一定能够掌握它。由于各人的理解能力有差别，遇到的困难也会有所不同，但是，归根到底，这类知识是完全能够为我们所掌握和运用的。在中学里学习的数学，可以说全部属于这一类。总的说来，今天同学们在中学里毕竟还处于"打基础"的时期，在学习中碰到的困难，当然不会太大，可是困难也是存在的。有了困难，就应该去克服它。另一种情况是学习正在发展中的、尚未达到十全十美的知识。对于这类知识的学习，情况就不完全相同了。除了要通过刻苦钻研才能理解以外，不同于前一种情况的在于：坚持钻研的结果，不仅能够把已经明确的那一部分搞清楚，而且还可以把问题向前推进一步，这就是科学研究——创造性的工作。同学们将来会遇到这些问题的，这里就不多谈了。

总之，在学习数学的过程中，我们既不要害怕困难，也不要把学习看做平坦的、一帆风顺的过程。正确的态度是：既要有正视困难的勇气，又要有克服困难的毅力。只有这样，我们才能把功课学好。

学好数学的方法

数学具有高度的抽象性，应用却十分广泛。学好数学，并且使它能够为我们所掌握运用，自然不是那么轻而易举的事情。如大家所知，在小学里学习算术，主要是结合具体事例，从实际课题出发，达到能够正确而迅速地运算和能够直观地认识一些简单的平面图形、立体图形的要求。进入中学以后，要在小学算术的基础上对数量关系的知识作进一步的学习，要对空间形式的知识作系统的学习，并且要对形与数相结合的知识进行学习。所以，在中学阶段，特别是高中阶段，学习数学的任务是比较繁重的，也是非常重要的。数学学得好坏，不仅关系着今天能不能学好其他学科，如物理、化学等，而且，更重要的是关系着毕业后能不能解决生产实践中将遇到的实际问题，也关系着今后在攀登科学高峰的道路上能不能接近和赶上世界先进水平。因此，在中学阶段打好数学的基础，对于把我国建设成为农业现代化、工业现代化、国防现代化和科学技术现代化的强大社会主义国家有重大的意义。

在中学的数学课本里，一些基本的概念是逐步地被引导进来的。把基本的概念了解清楚，可以说是学好数学的第一个步骤。如果概念还没有理解清楚，就急急忙忙地去证明定理、做习题，那是没有不碰壁的。有些同学听了老师的讲课以后，回到家里就拿起笔来做习题，这里大概对以下两类习题的演算不大会感到困难：一类是用到

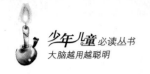

的基本概念已经正确理解了的习题。由于正确理解了概念，解答所配的习题就比较容易，而通过习题的演算反过来还可以进一步明确概念以及从概念导出来的结论——定理。另一类是同课堂里老师做给大家看过的例题类似的习题。对这类只要"依样画葫芦"的习题，即使基本的概念还没有理解清楚，也可以做出来，但是如果遇到习题稍有更改的情况，就会感到无从下手。像这种看来似乎能演算而实际是"描红"的情况，在今天并不是罕见的。不少同学对数学竞赛的试题感到困难，原因不是别的，就是从来没有见过这类题目。

正确地理解数学的基本概念之所以重要，是因为它是掌握数学基础知识的前提。犹如造房屋那样，基础打得牢靠些，将来在它的上面造起来的房屋就不会坍毁。因此，正确理解基本概念的好处不仅仅在于能解出几个习题。打基础的唯一方法，是不厌其烦地反复学习。既不要以为基本的概念很抽象，不易理解，就干脆把它放过去，又不要以为它很容易懂，而不去深入理解。在高中学习的有些数学内容，由于在初中里学过一点儿，往往就容易忽视它的重要性。没看到，这些内容外表上好像同初中阶段学过的重复，实际上却是螺旋式上升的。从有理数的加法发展为整式、分式的加法，又发展为函数的加法，后来在物理学里发展为力、速度（矢量）的加法，这是一个具体的例子。不要怕做这些课程的计算题，不要不耐烦。凡是基础的东西，总不免有些单调，缺乏变化，容易使人感到厌倦，以致产生"现在不去重视它，也没有什么关系"的不正确想法。事实恰恰相反，今天基础打得不好，明天就会发现缺陷。我在1924年当学生的时候，做过1万道微积分的题目。我为什么要做这样多的题目呢？当时我是这样想的：要真正学到手，只学一遍恐怕太少，一定的重复是很有必要的。有的人念书，念一遍就够了，我自己往往不是那么快。怎么办呢？那就多看、多念、多想，一直到把它弄懂为止。我过去念一本书或阅读一本论著，从来没有念一遍就让它过去的。要么不念，要念就念个透，一次、两次，多到五次、六次，每次念的时候，总觉得比前一次有新的体会。这里可以看出，平常所谓"懂了"，中间还有深浅之分，甚至有"真懂"与"假懂"之分。我们对怎样才算学好了、真懂了，要有一个高的标准。多一分耕耘，就多一分收获。我们要把基础知识扎扎实实地学到手，就要舍得下工夫。我念外文总是念懂了才译出来。我念过的书都有笔记，并且注明某月某日看的。这些笔记我都保存着，有的笔记现在还常常用到。由于念的次数多，又通过手、脑的劳动，所以印象是深刻的。有时学生来问我什么问题，我往往可以讲出来有关这个问题的答案在哪一本书、哪一卷、哪一页里，并且还可以从书架的某一处立刻拿出来。我不相信，人的脑力有那么厉害，学了一遍，做了很少习题，很少甚至没有一点儿实际形象化的东西，就会都理解透了，巩固了，一辈子也不会走样了。求学问，从不知到知，从没有印象到有印象，而且还要"印"得正确、"印"得清楚，绝不是轻而易举的，一定要经过艰巨的劳动，通过多次反复的钻研和练习，才能达到这样的境界。学习数学，宁可多花一些时间，学得精一些、深一些、透一些，学到的知识也就扎实些、牢靠些，"有备无患或少患"，"以防万一"。对学习中的困难要有足够的估计，多做一些准备；不要贪眼前的快，学得太多、太粗，长期下去将造成一生的慢。

科学研究，首先是"实事求是，循序前进"，然后，在这个基础上才能"齐头并进，迎头赶上"。没有基础，就没有得以进一步飞跃的土壤，那怎么能够开花结果呢？

这样说，并不反对同学们在完成自己的作业的前提下阅读课外读物；不但不反对，而且还要鼓励。只是要注意，即使在这种情况下，也不要贪多冒进，囫囵吞枣，食而不化。想看这本课外读物，又想找另一本，这容易引起阅读不精、概念模糊、思路混乱等毛病。

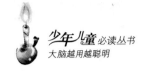

原来想看一点儿课外读物来帮助提高业务水平，而结果可能恰恰相反。所以，我们大学里担任一年级教学的老师经常说："补基础，炒夹生饭，不好办。"从这一点看来，我从前在中学里念书时看不到一本数学课外读物，或许倒是一件好事！我希望成绩比较优秀的同学，在可能的条件下选定一本程度恰当的数学书籍，精读细算，踏踏实实做好、做完习题，然后考虑第二本。在阅读课外读物的时候，要练手——多做习题，又要练脑——多加思索。因为，要认识数学里的基本概念和推导得来的定理，必须经过实际演算，否则，就不可能获得念好这本书的经验；但是，如果念了书，做了习题，不想一想，只满足于做过算数，同样也不可能积累经验、提高认识和掌握数学的本质。要学好数学，要善于使用思想器官，必须提倡思索，学会分析事物的方法，养成分析的习惯。数学，特别是高等数学，包括越来越多的抽象概念，尽管对一个一个的概念一读就觉得"懂了"，如果对概念的发展以及概念之间的联系不加思索和分析，往往在念完一本书或学完一门分支后，回顾一下，会觉得局部是"明了"的，可是整体上不大懂，甚至莫名其妙。这样，将来把这分支的知识应用到另一理论上或建设事业的实际问题中，就会出毛病了。总之，要学好数学，方法不外是打好基础、多做习题、多加思索和分析等。学习数学除了书本知识以外，还需要同实际联系，也只有这样，才能生根壮大，发挥作用。限于篇幅，这里不详谈了。

（苏步青）

元素趣史

　　元素是构成物质世界的基石。它构成五光十色、绚丽多彩的世界。如同汉字是由点横竖撇等有限的基本笔画组成的一样，为数不多的化学元素，构成了美丽的大自然、无垠的宇宙……

　　近30年来，许多宇宙学家、天体物理学家、核物理学家和化学家，对化学元素的起源问题，进行了广泛的探索和研究。这些研究成果告诉我们：随着宇宙的不断发展，自然界中的化学元素也是一部充满生机的自然发展史。

　　宇宙间大量存在的是氢。恒星的前身是充满氢气和尘埃的星云。氢气星云经过漫长、复杂的化学演变，形成了各种化学元素，演化为恒星。地球的前身就是从太阳系中收缩起来的一团原始气体物质，它包括了各种化学元素。有了化学元素，又经过漫长、复杂的化学变化，以及多次分离和演变，便形成了地球。

　　随着地球上气候条件的变迁，逐渐形成了适合有机体生存的条件与环境，使碳、氢、氧、氮这些有机体的基础物质结合起来，出现了有机体。从此，地球上便有了生命，大自然也充满了生机。化学过程却变得更加复杂。

　　尽管元素早已存在，化合物早就生成，化学变化始终在进行，但从地球上出现了有智慧的人类以后，人类才开始认识世界的。现在，人们对世界上的万物都是由化学元素组成的这一事实，已深信不疑，元素的发现却走过了艰辛的历程。

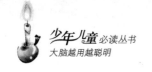
古代的一些自然哲学家，通过对自然界存在的各种事物的考察，曾经提出过一些朴素的元素观念。我国古代的哲学家提出了"五行说"，认为金、木、水、火、土是构成万物的基本要素；古希腊思想家亚里士多德则提出了构成万物的是水、土、火、气"四元素说"；古印度流行"四大元素说"，认为宇宙中的万物是由地、水、风、火4种元素构成的。因此，尽管那时人们在日常生活中已普遍用到金、银、铜、铁、锡、铅、汞等金属单质和碳、硫等非金属单质，但在"五行说"、"四元素说"和"四大元素说"的支配下，这9种单质还没有被人们当做元素看待。

在古代，炼金术（中国叫炼丹术）流行近1500年。中国的炼丹士和外国的炼金家们，在朴素的元素论的指导下，曾经把毕生的精力用来改变金属的性质，梦想着把贱金属转变成贵金属，把铅、汞炼制成白银、黄金。由于各种神秘观念的笼罩，在这漫长的时间内，人们对于物质组成的认识，没有取得任何有益的进展。

17世纪，近代自然科学开始兴起。一切阻碍科学发展的陈旧观念受到了猛烈的冲击。1661年，英国化学家波义尔，对古代的元素论做出了尖锐的批评，并提出化学元素的科学概念。他认为化学元素是完全纯净的、最原始的和最简单的物质，是不能用一般的化学方法再分解的。

18世纪初，为了解释物质燃烧现象，又出现了"燃素说"，认为金属是燃素和煅灰的化合物。这样一来，事情又给弄混淆了。直到18世纪下半叶，英国化学家普利斯特列等人发现氧，法国化学家拉瓦锡建立燃烧的氧素理论后，才真正打开了系统地认识化学元素的道路。从此，更多的新的化学元素被发现了。迄今，已经发现了109种元素，其中92号以后的元素是人工合成的。古代炼金家的梦想，如今成为现实。

大自然是无限的，人类的认识能力也是无限的，生物的进化是永远不会完结的，科学的发展是无止境的。现在，科学家们已经预言到120号元素，而且还会合成出新的元素和更高的化合物，为未来的世界增添新的光彩。

（叶喻）

科学家的"元素组成"

许多少年朋友从小就热爱科学，希望长大能为发展祖国的科学技术事业做出自己的贡献。但是，做一个好的科学工作者必须具备什么条件呢?记得我的一位已故化学老师张资珙教授，给我讲过一段话，他强调指出科学家的"元素组成"应当是C_3H_3。这里的C和H指的显然不是化学元素碳和氢，C_3H_3也肯定不是一种碳氢化合物。这个C_3H_3指的是: Clear Head(清楚的头脑)+Clever Hands(灵巧的双手)+Clean Habit(洁净的习惯)。我觉得，这是对科学工作者的要求的一个很好的总结，也是值得少年朋友们努力去追求的。

要成为好的科学工作者，就应该具有清楚的、敏锐的头脑。要敢于提出问题，善于思考问题;要有丰富的、全面的知识准备;还要有严谨的科学态度，细致而又有条不紊的工作作风。在科学史上，不少新发现是由意外的、偶然的机遇引起的。许多科学家因为具有丰富的知识准备，才能通过微不足道的小事，抓住有希望的线索进行深入研究，从而做出重大贡献。做到善于想、想得好、想得对，要求少年朋友具有丰富的、全面的、多学科的知识。你们听说过伽利略吧!他从小就爱好机械和数学，同时又喜欢外文和音乐，画图

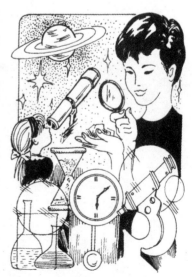

也不错，是个全面发展的学生。因为他懂拉丁文，又会希腊文，因而看的书多，知识丰富，后来在物理、天文等学科中都有过重大贡献。教堂里的吊灯，每天随风摆动，多少年来成千上万的人看到了都没有注意，却引起了他的思考。他发现无论吊灯摆动幅度多大，摆动一次所用的时间都是一样的。这就是单摆的等时性。今天的机械钟表，就是根据这个原理造出来的。当时有人用两个眼镜片叠加，发现可以把远处的东西放大，许多人认为挺好玩。伽利略却运用其丰富的知识，造出了人类第一架天文望远镜。由此可以看出，全面的知识准备和敏捷的思维能力，对科学事业都是极其重要的。同时，要保持清楚的头脑，还应有严谨和细致的科学态度。记得我在念书时，一次考试中，有一道题全班只有我解出来了，只是答案中点错了一位小数，老师一下扣了整题分数的2/3，我很不高兴。后来，老师恳切地对我说："不要看不起一个小数点。将来工作上如果也这么不小心地点错小数点，就可能使造起的房屋倒塌，架起的桥梁崩溃。"少年朋友们，你们也是这样想的吗？

要成为一个好的科学工作者，还应该具有灵巧的双手。因为由思维得出推论，还需要科学实验的证明。从前，化学界流行一种"生命力学说"，认为有机物只有在生物体中受到"活力"作用才能产生，不可能实现人工合成。100多年前，年轻的化学工作者维勒在加热水中的无机盐氰酸铵时，制得了有机物尿素。他立即得到结论：能够从无机物合成出有机物。但是，这个结论与"生命力学说"直接对立，因而没有得到大多数人的承认，甚至维勒的老师也不相信他的工作。维勒利用娴熟和精湛的实验技巧，经过4年的努力，分别通过3种不同的途径，成功地用无机物合成出了尿素。这时，所谓有机物是上帝创造的、不可能人工合成的"生命力学说"彻底破产了。如果维勒没有灵巧的双手，就无法用实验事实来证明他的结论，要否定"生命力

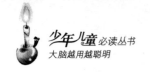

学说"是不可想象的。可见，善于通过实验解决问题的能力，对科学工作者也是非常重要的。

要成为一个好的科学工作者，还应该有洁净的习惯。1930年，科学家们从星空照片上发现了太阳系的第9颗行星——冥王星①。其实，科学家们早就认为海王星之外，还有一颗行星在影响它的轨道。他们进行了大量的寻找工作，拍摄了很多星空照片。当科学家们在发现冥王星后，回头查看这些照片时，发现早在20多年前的一张照片上，就已经拍下了冥王星。当时照片上冥王星的位置处，恰巧有一颗灰尘，因而难以辨认。一颗灰尘竟使这一重大发现推迟了20多年！可见，讲究清洁的习惯，对于科学工作者也是至关重要的。希望全国少年朋友们，从现在起，认真培养这种习惯。

科学家和普通人，并没有什么天生的差别。少年朋友们，只要你们从小就认真培养善动脑、勤动手、文明洁净的良好作风，将来一定能成为对四个现代化有用的人才！

（卢嘉锡）

---

① 冥王星于1930年2月18日由克莱德·汤博根据美国天文学家洛韦尔的计算发现。它曾经是太阳系九大行星之一，与太阳平行距离59亿千米。直径2300千米（小于月球），平均密度2.0克左右/立方厘米，质量1.290×10^{22}千克。公转周期约248年，自转周期6.387天。表面温度在$-220℃$以下，表面可能有一层固态氮冰及少许固态甲烷和微薄的大气。在2006年8月24日国际天文学联合会大会上，以绝对多数通过决议，冥王星从此被视为是太阳系的"矮行星"，不再被视为大行星。

——编者注